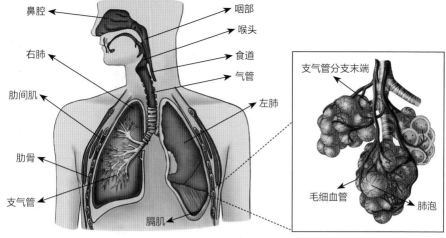

图 1-1　呼吸系统的组成

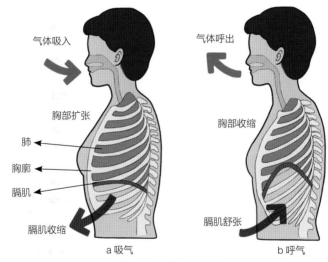

图 1-2　平静呼吸示意

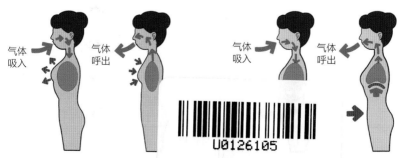

图 1-3　胸式呼吸示意

U0126105

及示意

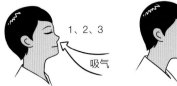

图2-1　缩唇呼吸示意

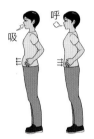

图2-2　腹式呼吸训练

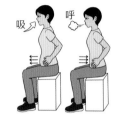

图2-3　深呼吸训练

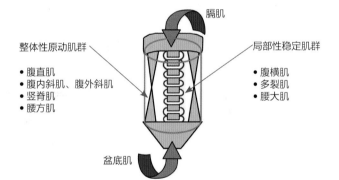

膈肌

整体性原动肌群

- 腹直肌
- 腹内斜肌、腹外斜肌
- 竖脊肌
- 腰方肌

局部性稳定肌群

- 腹横肌
- 多裂肌
- 腰大肌

盆底肌

图3-1　膈肌对躯体核心稳定性的影响

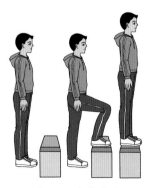

图4-1　台阶试验

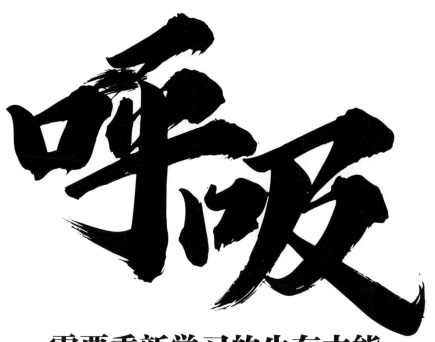

呼吸

需要重新学习的生存本能

樊云彩 刘勇 编著

人民邮电出版社
北京

图书在版编目（CIP）数据

呼吸：需要重新学习的生存本能 / 樊云彩，刘勇编著. -- 北京：人民邮电出版社，2024.5
ISBN 978-7-115-64286-8

Ⅰ. ①呼… Ⅱ. ①樊… ②刘… Ⅲ. ①保健—呼吸方法 Ⅳ. ①R161.1

中国国家版本馆CIP数据核字(2024)第084007号

免 责 声 明

本书内容旨在为大众提供有用的信息。所有材料（包括文本、图形和图像）仅供参考，不能用于对特定疾病或症状的医疗诊断、建议或治疗。所有读者在针对任何一般性或特定的健康问题开始某项锻炼之前，均应向专业的医疗保健机构或医生进行咨询。作者和出版商都已尽可能确保本书技术上的准确性以及合理性，且并不特别推崇任何治疗方法、方案、建议或本书中的其他信息，并特别声明，不会承担由于使用本出版物中的材料而遭受的任何损伤所直接或间接产生的与个人或团体相关的一切责任、损失或风险。

内 容 提 要

呼吸与我们的健康息息相关，错误的呼吸会对身体造成负面影响，长此以往，身体会出现不同程度的问题。

本书对与呼吸相关的生理学知识、科学呼吸的方式和健康益处、如何健康呼吸、呼吸锻炼方式、呼吸问题及其解决方法、如何提升心肺耐力等进行了详细的解读。通过阅读本书，读者可以了解呼吸的重要性，及时发现自己的呼吸问题，跟随书中的指导提高自己的呼吸质量和心肺耐力，从而提升健康质量。有了解、改善呼吸需求的人们可以从本书的内容中获益。

- ◆ 编　著　樊云彩　刘　勇
  责任编辑　王若璇
  责任印制　彭志环
- ◆ 人民邮电出版社出版发行　　北京市丰台区成寿寺路 11 号
  邮编　100164　电子邮件　315@ptpress.com.cn
  网址　https://www.ptpress.com.cn
  三河市中晟雅豪印务有限公司印刷
- ◆ 开本：880×1230　1/32　　　　　　彩插：1
  印张：3　　　　　　　　　　　　2024 年 5 月第 1 版
  字数：73 千字　　　　　　　　　2024 年 5 月河北第 1 次印刷

定价：49.80 元

读者服务热线：(010)81055296　印装质量热线：(010)81055316
反盗版热线：(010)81055315
广告经营许可证：京东市监广登字 20170147 号

呼吸有道，健康有方

关注呼吸，关注健康

呼吸是我们与生俱来的一种生存本能，从呱呱坠地到生命结束，呼吸贯穿我们生命的始终，是我们生存和健康的支柱。通常我们在身体机能状况良好时，往往会忽视呼吸的重要性。因为呼吸是一种无意识的自发行为，我们会根据身体的需要自发调节呼吸，所以会存在呼吸不需要学习的误解。其实，当我们身体机能状况变差或者身处特殊环境（如高原缺氧环境）时，我们就需要有意识地、主动地对呼吸进行干预，通过多种方式达到想要的结果。由于身体对氧气需求量的不同，通过调节呼吸速度和呼吸频率，呼吸既可以微弱到几乎无法察觉，又可以急促而粗重。

人要不停地和外界进行气体交换、能量交换才能活下来。为了满足机体对氧气的需求，身体内每个细胞都需要吸收氧气及营养物质来完成各自的工作，从而维持我们的生命和健康。随着年龄的增长，我们的呼吸会越来越浅，到一定程度后我们会养成不完全呼吸的习惯。当呼吸日渐浅表，伴随着呼吸方式不当、氧气摄入不足，我们身体器官的功能也会逐渐退化，身体里数以亿计的细胞就会发生病变，影响我们的健康状态：出现记忆力衰退、反应迟钝等现象，严重时还会出现智力下降、抑郁以及痴呆等现象。现代人的生活节奏比较快，长期面临着各种压力，缺乏运动、饮食不健康、久坐等都会对正确呼吸产生不利影响。错误的呼吸会对我们的身体细胞造成微小的损伤，日积月累会给身体造成严重的后果，引发嗜睡、肥胖、睡眠障碍、呼吸器官疾病及心脏病等。

因此，呼吸的重要性不言而喻，那呼吸是如何对机体产生影响的，我们又该如何加强呼吸训练呢？希望本书能让广大朋友们在认识到呼吸的重要性的同时，获得高效的呼吸训练方法，提升健康水平。

目录

第一部分
呼吸的奥秘

新生儿出生以后，第一个重要的生命活动就是呼吸，以满足自身对氧气的需求。人类一旦缺乏氧气，身体里数以亿计的细胞就会发生病变。细胞时时刻刻都需要氧气。肌肉组织需要氧气"燃烧燃料"来产生机械能，从而进行肢体活动，肢体活动量越大，需要的氧气量越大。大脑也需要氧气来保持各项功能的正常运行，脑缺氧3秒，人就会失去意识；缺氧3分钟，脑细胞就会死亡。动脑思考需要消耗氧气，如果我们的心理活动、思维活动增多，需要的氧气就会相应增多，所以身体的活动和意识的活动都离不开呼吸。呼吸与整个机体的活动密切相关，正确的呼吸方式在我们挑战身体极限时不可或缺。呼吸对健康的影响不局限于呼吸生理系统，而是影响着整个身体的功能。

1. 认识我们的呼吸系统

我们的身体包含数以亿计的细胞，这些细胞需要不断地吸收氧气和营养物质来完成相应的工作。呼吸系统为我们执行气体交换这一生理功能，从而维持我们身体的正常活动和健康。

1.1 与呼吸相关的器官

与呼吸相关的器官主要位于胸腔、颈部和头部（见图1-1）。胸腔内的呼吸器官主要是肺。肺是呼吸的功能器官，具有包括呼吸调节、肺循环、造血、免疫等在内的多种功能，从而使呼吸能够顺利进行。呼吸道的一部分位于颈部和头部，主要包括鼻子、嘴巴、喉咙，这部分在临床上通常被称为上呼吸道；气管以下的气体通道部分一般被称为下呼吸道，下呼吸道主要位于胸腔内。呼吸道在呼吸运动中主要扮演气体运输通道的角色，同时也极大地影响着我们的呼吸，甚至会阻碍气体的流通，并且呼吸道的不同部位对呼吸的影响也不尽相同。气体进入人体深处需要经过气管和支气管，气管壁上的纤毛保证了吸入气体的清洁程度。气管壁的表面有一层黏液，具有黏附病毒、细菌、灰尘的功能，然后通过纤毛向喉部摆动，将这些病毒、细菌、灰尘排出器官（或者将其咳出，或者将其咽下）。通过气管的气体会随机左转或右转，进入呼吸系统中最重要的器官——肺。肺的外在形状偏于圆锥状，其表面是一层光滑而湿润的胸膜，这层膜的存在使肺可以自由滑动，其形态会随着气体的充盈程度和胸廓的形状变化。肺由5片肺叶组成，右肺有3片，左肺有2片（因为心脏在左侧胸腔，挤压了左肺的空间）。肺的基础结构中，支气管占有重要地位，支气管通过反复分叉，形成一级一级的支气管树，将肺组织层层剖开，会发现级别可达到23~25级，然后才到达肺泡。肺部气体交换主要发生在肺泡，肺泡具有体积小（平均直径约0.2毫米）、数量多（成人的肺泡数量有3亿~4亿个）的特点。气体先进入肺泡，再跟随血液循环到达全身。

1.2 呼吸系统的"保护伞"

呼吸系统的结构特点是由骨或软骨作为支架。肺位于人体的胸腔内，胸腔是由胸骨、胸椎和肋骨围成的空腔，介于颈部与腹腔之间，膈肌将胸腔与腹腔隔开。胸、肋骨作为支架为呼吸系统提供保护，在帮助呼吸系统抵御外界的碰撞和打击的同时，保证在肺部形态随着气体充盈程度的变化而变化的时候，呼吸道的管壁不会出现塌陷，气流能顺畅地通过。

1.3 与呼吸相关的气体交换

呼吸是人体内、外环境之间进行气体交换的必需过程，呼吸系统的正常运转是身体细胞氧气需求得到满足的前提。气体交换主要发生在肺泡和血液之间、血液和组织之间，通过肺通气、肺换气和组织换气几个步骤完成。其中肺通气和肺换气又称为外呼吸，外呼吸是发生在肺泡和血液之间的气体交换过程，主要是通过一吸一呼的动作将静脉血转换为动脉血的过程。组织换气又称为内呼吸，多发生在血液和组织之间。当肺部吸进氧气后，血液载上新鲜的氧气，通过心脏泵出输送到身体的各个部分和各个细胞，这样葡萄糖和氧气就能够结合从而产生能量，而葡萄糖和氧气"燃烧"过程中的代谢产物就是二氧化碳，血液循环通过逆向的途径将二氧化碳排出体外，即一次气体交换的完成。这样的一次气体交换，有赖于气管的分叉结构。气管从胸骨角处第一次分叉，分为左、右主支气管，它们分别再逐级分叉，直至形成千万条更小的支气管，最窄处直径仅有 0.5 毫米，如此庞大的支气管量是支撑高效率气体交换的基础。正常情况下，气体交换的过程是自然而然发生的，不需要额外干预，但是当机体对气体交换的需求增加时，或者是呼吸系统存在炎症、发生病变时，我们不得不刻意地关注我们的呼吸。

1.4　与呼吸相关的肌肉

呼吸系统最重要的器官是肺，但其在呼吸过程中不会自主扩张或收缩，需要身体的许多肌肉参与到呼吸中来，比如膈肌。膈肌在呼吸肌中是最重要的肌肉，整个呼吸的发生过程，都离不开膈肌。平静呼吸时，吸气为主动呼吸，主要由膈肌和肋间外肌收缩引起吸气运动（见图1-2）；呼气为被动呼吸，主要由膈肌和肋间外肌舒张引起呼气运动。用力呼吸时吸气运动和呼气运动均为主动呼吸运动，多种肌肉参与其中：有些肌肉参与吸气，可以使肺容积增大；有些肌肉参与呼气，可以使肺容积缩小；还有些肌肉既参与吸气也参与呼气，这取决于它们与其他肌肉协同运动时的组合方式。有的时候这些肌肉并不直接参与呼吸运动，而是以其他方式参与。比如我们可以通过抑制呼吸运动而使呼吸中断，也可以通过简单的放松让呼吸运动自然发生。一些呼吸运动的进行不涉及肌肉活动。

1.4.1　吸气肌

吸气的发生，主要依赖的肌肉是膈肌与肋间肌，它们通过运动可以促使肺容积增大。除此之外，胸锁乳突肌、斜方肌、斜角肌、背阔肌、胸肌也都有辅助呼吸的作用，属于辅助吸气肌。膈肌的位置在胸廓内部以及肺的下部，其形状为穹隆状，属于扁薄阔肌，将胸腔与腹腔分隔开，在呼吸运动中像泵一样发挥作用。人体75%的呼吸功能都需要膈肌的参与。

膈肌的起点分布于胸廓下口周围边缘、腰椎的前部，以及胸骨的剑突后方，共分为3部分：肋部、腰部和胸骨部。肋部起于下6对肋骨和肋软骨；腰部有左、右两个膈脚，起自上2~3个腰椎；胸骨部起于剑突后方。它们均止于中央的中心腱。膈肌与心包通过筋膜相连，膈肌下面连接髂腰肌，膈肌和髂腰肌的张力直接影响周围的身体重要器官。"筋膜理论"中，膈肌是躯干得以保持稳定姿势的"中继站"，其与腰背筋膜以及腹部筋膜相互连接，处于"前深线"上。膈肌收缩向下运动时如同活塞般移动至腹腔内，此时穹隆变平，胸腔内产生与运动幅度成正比的负压力，在形成收缩力的同时，增加了胸腔容积；膈肌向下运动至腹腔内，在增加腹腔内压力的同时，还能增强脊柱稳定性。膈肌上分布着3个裂孔，即主动脉裂孔、食管裂孔、腔静脉裂孔。主动脉和胸导管从主动脉裂孔通过，食管和迷走神经从食管裂孔通过，下腔静脉及膈神经从腔静脉裂孔通过。膈肌的支配神经主要是第十对脑神经——迷走神经，以及膈神经。其中，迷走神经是体内行程最长的脑神经，分布也最广，综合运动神经纤维、感觉神经纤维、副交感神经纤维于一体。迷走神经就像大脑与其他器官的"接线员"，支配着人体呼吸系统、消化系统的绝大部分器官，还支配着内脏感觉和运动、躯体感觉和运动以及腺体的分泌。因此迷走神经损伤可引起循环、消化和呼吸系统功能失调。换言之，膈肌受到损伤或者功能退化的时候，不仅会对我们的呼吸系统产生影响，对我们的消化系统也会产生不良影响。

除了膈肌，肋部吸气肌也在帮助我们吸气。膈肌在胸廓内部活动，而肋部吸气肌大都在胸廓外部活动，因为肋部吸气肌几乎都位于人体浅层，所以我们很容易观察到肋部吸气肌的活动。胸锁乳突肌、斜方肌、斜角肌、肋间外肌在我们进行吸气动作时发挥着辅助作用，如我们吸气的时候胸锁乳突肌通过收缩提升胸骨、斜角肌通过收缩提升和固定上肋骨、肋间外肌通过收缩提升肋骨而增加胸腔宽度等。

这些吸气肌的运动方向不一，有些吸气肌的运动是横向的，有些则是纵向的，而且运动幅度也不尽相同。这使得我们在吸气时因为参与的肌肉不同，肺容积增大的形式也不同。吸气的时候，肺容积增大主要是通过相关肌肉的收缩拉伸肺底部或者拉伸肺的前面、侧面以及后面来实现的。

1.4.2 呼气肌

呼气肌属于骨骼肌，其收缩能使胸廓缩小，使呼气动作产生。重要的呼气肌有肋间内肌与腹肌，其中腹横肌、腹内斜肌、腹外斜肌、腹直肌均参与呼气运动。当人体用力呼气时，肋间内肌、腹肌收缩，膈肌、肋间外肌舒张，完成一次胸廓的收缩，使胸廓的容积变小。在上述肌肉的共同作用下，呼气运动的第一个作用力来自肺的弹性回缩力，大多数呼气运动都是在这个力的作用下产生的。呼气肌主要在补呼气量状态下、加大呼气力度时、加快呼气速度时发挥作用。呼气肌收缩，可能会使肋骨下降，也可能会使肺底部上升，还可能使两种情况同时发生。

2. 呼吸方式

呼吸运动受脑干呼吸中枢调控，正常的呼吸运动属于无意识的动作，因此，在睡眠中或者意识丧失的情况下，呼吸运动仍能持续进行。一方面，主要由自主神经系统通过接受来自化学感受器和肺部机械感受器的反馈，自主调节和控制呼吸节奏和呼吸深度，只要这个系统的功能正常，呼吸就会高效、无意识地发生；另一方面，呼吸还受骨骼、关节、肌肉等非自主神经系统的影响，如在运动或唱歌等情形下，大脑、主动脉和颈动脉的微小感受器通过对血液中氧气和二氧化碳浓度的感知，自动控制和调节呼吸节奏。通常情况下，当血液中二氧化碳浓度提高时，机体为了获得充足的氧气进行气体交换，呼吸会加深加快；当血液中二氧化碳浓度降低时，机体就会降低呼吸频率和减小呼吸深度，呼吸变慢。一个普通成年人在平静时的呼吸频率为每分钟15次。呼吸系统在被自主神经系统和非自主神经系统支配的同时，还可以被有意识地训练、控制和管理。

呼吸对健康的重要性备受关注。康复医学认为呼吸往往可以反映一个人的健康状况，正常的呼吸力学是脊柱稳定及保持健康的关键，正常的呼吸模式是一切康复运动的基础。现有研究显示，采用各种呼吸技巧对机体的情绪、神经系统和运动方面进行调节，可产生极大的效果。呼吸主要是由身体的自主神经系统控制的，通常情况下，我们不用去想每一次呼吸方式的对错，可以把注意力放在其他事情上面；但如果呼吸方式是错误的，因为缺乏对呼吸的感知，长时间维持这种错误的呼吸方式而不加改变，难免会对我们的健康造成危害。而科学的呼吸模式，可以在有效地提升气体交换质量的同时，强壮肺部组织，增强氧气供给的有效性，提升机体免疫水平。

2.1 口呼吸

口呼吸是指气流经由口腔而不经由鼻腔入肺的呼吸方式，多在上呼吸道完全或部分被阻塞时发生。阻塞原因通常有过敏性鼻炎、扁桃体炎、腺样体肥大等；也有部分人因为不良呼吸习惯，在鼻咽通畅的情况下仍然使用口呼吸。口呼吸经常为无意识的，尤其在睡眠过程中更为常见。口呼吸时空气中的细菌和病毒没有经过过滤，直接进入呼吸系统，最直接的反应就是导致口腔疾病，严重的会出现下巴后缩、牙齿前凸等现象；身体为了适应口呼吸状态下空气的吸入，会做出相应的调节，导致体态扭曲，如头部前移、过度耸肩、脊椎弯曲及骨盆倾斜等现象。口呼吸时空气中的细菌、过敏原和其他污染物会通过呼吸系统直接进入我们的体内，破坏我们的免疫系统，对我们的身体产生不良影响。此外，口呼吸时呼吸过浅会导致身体缺氧，尤其是睡眠过程中吸氧量不足，长此以往则会造成心脏负荷增加，容易诱发心脑血管疾病；吸氧量不足，大脑长时间不能得到充足的供血、供氧，会影响智力。

2.2 鼻呼吸

鼻腔内的鼻毛，相当于一层"纱窗"，可以将我们吸入空气中的大的飘浮颗粒阻挡在外。鼻毛和鼻腔里面的神经组织，相当于"过滤管"，让人通过打喷嚏的形式，把灰尘及有害气体一起喷出来。鼻腔的特殊结构，可以将进入鼻腔的空气温度转换到和体内温度一致；将干燥的空气转化为湿润的空气；随空气吸入的灰尘和微生物被鼻腔黏膜上皮纤毛吸附住后，黏液腺分泌黏液对其进行抑制和溶解，通过鼻涕或鼻屎的形式排出体外。

2.3　胸式呼吸

胸式呼吸是比较常见的也是自然的呼吸方式，吸气时胸部膨出，呼气时胸部回缩，主要通过肋骨抬升来扩大胸廓直径，促使肺部打开（见图1-3）。胸式呼吸主要是侧向和前后方向的运动。这种呼吸方式较浅，主要集中在胸腔，它能使我们胸廓四周的肋部肌肉更加强壮，背部肌肉变得紧实流畅，还能帮助稳定情绪，让废气通过短促而高频的呼吸排出体外。因此在剧烈运动后通常采用的都是胸式呼吸，以满足机体短时间内较大的换气需求。但因为呼吸较浅，肺中只有一部分位于肺上部的肺泡参与呼吸，而其中部、下部的肺泡几乎没有锻炼机会，致使全肺的4/5基本处于"休息"状态，气体交换效率相对低的同时，容易造成肺叶老化、呼吸功能减退。长此以往，就会造成人体的摄氧量下降，无法满足机体各组织器官对氧气的需求，机体新陈代谢水平下降，抵抗力下降，身体各个器官因为存在不同程度的缺氧情况，最终导致慢性疾病的发生。如肺的退行性疾病多发生于中下肺叶，这在很大程度上就是因为中下肺叶很少参与呼吸工作而致使其被废用。此外，采用胸式呼吸方式吸气时，肩颈的肌肉（斜角肌、胸锁乳突肌）用力比较多，还会造成呼吸过浅和肩颈酸痛的问题。

2.4　腹式呼吸

腹式呼吸（见图1-4）通过腹肌、膈肌的收缩与回位来进行。此种呼吸过程中，横膈膜的升降幅度加大，肺下部的肺泡随之伸缩，进入肺部的氧气增多，肺活量（Vital Capacity，VC）增加，心肺功能提升。胎儿及婴儿以腹式呼吸为主，这种呼吸方式不仅可以让胸廓得到最大限度的扩张，让心肺细胞得到充分锻炼，提升肺活量，强健心脏，还可以让消化系统得到充足的动力，有利于清除肠道内聚集的毒素及消除内应力。使用腹式呼吸，膈肌会在更大的范围内活动，因膈肌的生理构造及其附着点的位置，它会带动人体腹腔内的器官一起运动，可有效提升腹腔内器官的血液循环功能，增强内脏功能；腹式呼吸时膈肌激活，膈肌力量和耐力水平得到改善，腰椎及核心的稳定性增加；腹式呼吸还有助于改善脊柱灵活性、缓解疼痛、降低交感神经系统的兴奋性，帮助我们调节情绪。

2.5 胸腹联合式呼吸

胸腹联合式呼吸将腹式呼吸和胸式呼吸结合起来，可有效提升吸气时胸腔、膈肌及腹肌控制呼吸的合作能力，扩大胸腔的前后径和上下径，使吸气量增加的同时，肺容量增加。有研究显示，通过这种方式吸入的气体量是胸式呼吸的3倍。通常在需要大肺活量的时候采用这种呼吸方式，可以将更多的氧气输送到血液，增强心脏功能，调节内分泌水平，促进将毒素快速排出体外。跑步者经常采用这种呼吸模式，它有点类似于我们常说的深呼吸，主要区别在于深呼吸基本上是被动出现的，是在人体耗氧量增加时产生的代偿性呼吸，没有统一规范的呼吸方法。在胸腹联合式呼吸下，肋部肌肉、膈肌的张力同小腹肌肉的收缩力之间，形成稳定、平衡的对抗，从而为发声提供力量支持。这种呼吸方法可以有效控制呼吸，对于声音还具有控制和支持作用。长跑和游泳运动员、歌唱者等专业性要求比较高的人员，都会进行专门的胸腹联合式呼吸训练。

2.6 腹腔呼吸

腹腔呼吸又称为腹内压（Intra-Abdominal Pressure，IAP）呼吸法，与腹式呼吸的不同之处在于呼气的方式不同：腹式呼吸强调呼气时收紧腹部，目的是降低腹内压，而腹腔呼吸则强调在呼气时有意识地向腹部外侧施压，继续维持高腹内压的状态。采用腹腔呼吸时腹内压水平提高，身体的中轴（躯干和脊柱）稳定性增加，有助于保持正确的姿势，而正确的姿势可以提升中枢神经与身体协作的顺畅性，有益于身体形成良好的体态。良好的体态在保证身体平衡的同时，可以消除动作不佳引起的额外能量消耗，进而预防疲劳和损伤的发生，形成一个良性循环的过程，让大脑和身体保持一致，从而更高效地利用身体。目前，腹腔呼吸被广泛应用于进行康复训练的运动员身上的同时，还被广泛应用于疲劳调节及睡眠改善方面。有研究显示，日常工作间隙进行1分钟的腹腔呼吸即可有效地调节疲劳状态，而睡前进行2分钟的腹腔呼吸可以有效地提高睡眠质量。

3. 呼吸与健康

呼吸是一个自发而又非自发的过程，身体会无意识地自主调节呼吸，我们可以结合实际需求借助呼吸方式的变化有意识地对呼吸进行调节和控制，从而有效改善人体生理功能，提升整体健康水平。呼吸对健康的影响主要源于自主神经系统对呼吸系统的调节。自主神经系统主要由交感神经系统、副交感神经系统两部分组成：交感神经系统主要帮助机体发出警报，让机体产生"战斗或逃跑"反应；副交感神经系统帮助机体抑制激素的释放，促使机体进入平静状态，让身体得以放松休息。这些变化都发生在瞬息之间，简单调整呼吸就可以改变我们的应激状态，如深呼吸就是刺激副交感神经系统的一种方式。从解剖学上讲，腹式呼吸以膈肌的运动为主，而膈肌主要是由脑神经中的迷走神经所支配的。因此，腹式呼吸可刺激在副交感神经系统中发挥重要作用的迷走神经，这种刺激在让我们平静下来的同时，还能给我们带来真正的生理变化，如降低应激激素水平、平衡血液中的二氧化碳和氧气含量、降低心率和血压、改善免疫功能和提高能量水平等。

3.1　心肺一体，呼吸为先

心脏和肺是影响机体供氧的核心器官，是维持人体生命的两个重要脏器。心脏的活动是血液循环系统的重要组成部分，为机体提供氧气与营养物质；肺的活动是呼吸系统的重要组成部分，也为机体提供氧气。因此，心肺功能是人体新陈代谢和运动耐力的基础，影响着人体的健康水平与竞技运动水平。

心肺功能与健康和生命体征高度相关，直接影响着我们的生命质量。美国心脏协会在2016年年底将心肺耐力作为"第五大生命体征"，仅排在传统四大生命体征——呼吸、体温、脉搏和血压之后。有研究认为，低心肺功能的全死因归因百分比为16%、17%，其对健康的损害远大于高血压、高血脂、高血糖、吸烟、肥胖等对健康的损害。换言之，低心肺功能直接导致人们更容易、更早地发生死亡。与此相对应的是通过运动提高心肺功能，就可以显著提升健康水平，减少心血管疾病、癌症、糖尿病等的发生概率。正常人安静状态下一次呼吸的气体量为450~500毫升，含氧量为20%左右。人体有一套自我安全防御机制，为了应付周遭环境变动，肺中平常保持约300毫升的气体，在呼吸时也不会变动，称为功能性残气量。功能性残气量可有效地缓冲肺泡气体分压，稳定肺泡氧分压和二氧化碳分压，保证气体在肺泡里弥散的过程是相对恒定的，并尽可能地在通气间歇减小气体交换带来的影响。经由心脏的泵送，2~3分钟就能让每个肺泡周围毛细血管的血液在体内循环一次。由这种机制可以看出，心脏和肺的功能是紧密联系的，可以说，心肺一体。

人体内的所有细胞都必须持续获得氧气的供应才能生存，心脏和肺是完成此项重大任务的器官，因此人体的生死存亡与这两个器官的运转情况息息相关。心脏跳动的能量来源是冠状动脉提供的氧气。当我们无法做到正确呼吸时，我们就得不到充足的氧气供应，而氧气供应不足时我们的心肺功能就无法正常运转，身体机能就会出现衰退，长此以往就会严重威胁我们的健康甚至生命。因此，心肺一体，呼吸为先，我们要想从根本上改善心肺功能，首先就要学会正确呼吸。人类的呼吸随着年龄的增长而越来越浅，最后养成不完全呼吸的习惯。随着呼吸日渐浅表，身体器官的功能逐渐退化，人就会陷入昏聩的状态，早衰、老年期痴呆都与呼吸方式的不当密切相关。记忆力衰退、智力下降、思维反应迟钝、抑郁、头部有沉重感，都是我们不愿面对的问题。我们必须随时提醒自己要做有效的深呼吸，只有经过一段时间的呼吸锻炼，让鼻呼吸及腹式呼吸等健康、正确的呼吸方式成为习惯，才能够保持活力，延缓衰老。

3.2　呼吸与睡眠

睡眠时的呼吸不通畅是需要被重视的，这不是一个单纯的睡眠时的反应，而是身体正在生病。无论是小孩还是成人，都有可能发生睡眠时的缺氧或者是呼吸疾病的一些病理反应，长期下来会引发不可逆的慢性疾病。许多人对于这些睡眠呼吸反应不以为意，殊不知这些都是身体发出的信号。现有研究表明，多种慢性疾病，如心脑血管疾病、糖尿病、呼吸系统疾病等，均与睡眠及睡眠障碍的发生密切相关。

对很多人来说，睡眠不足已经成为一种生活常态，这将直接导致其判断力不足、注意力不集中。如果睡眠不足长时间得不到纠正，还会带来其他病症，如抑郁症、高血压、心脏病等，对健康造成直接危害的同时，还会大大增加死亡的风险。

睡眠呼吸暂停综合征（Sleep Apnea Syndrome，SAS）患者的数量越来越多。他们在睡眠中会多次出现呼吸停顿，每次停顿时间大于10秒，每小时有超过20次的停顿，同时会伴随血液含氧量降低的现象。非常常见的一种情况就是打呼噜。肥胖者打呼噜的概率为一般人的3倍，轻则扰乱他人安宁，重则出现阻塞性呼吸暂停。在我国，每100人中，就有4人患有阻塞性睡眠呼吸暂停综合征（Obstructive Sleep Apnea Syndrome，OSAS）。不同的年龄群体中，患病率也不同，年龄越大，患病率越高，65岁以上群体的患病率为20%~40%，主要症状为打呼噜。虽然经常被忽略，但是长期睡眠打呼噜本身就是一种常见病，需要引起重视并积极接受诊断治疗，否则时间久了容易诱发心脑血管疾病，直接影响机体的健康和生存状况。目前心脑血管病在全球疾病死因排行中居于首位。

保持良好的睡眠，关键在于对呼吸和意识的控制。在睡眠过程中，呼吸是我们肉眼可见的活动，也是我们能量的来源。而思维是消耗能量的，也是不可见的。睡眠质量与思维活动强度成反比。换言之，我们的思维越沉寂，我们的睡眠质量就越好，在睡眠中，思维活动应该是无限趋近于停止的。睡眠质量不好的人，要么思前想后、翻来覆去，无法入睡，要么夜梦繁多，频频醒来。其间，他们的呼吸也很混乱，时顺时塞，时深时浅，严重的时候还会出现间歇性呼吸暂停。当夜间呼吸不良导致供氧不足时，不管睡得多久，睡得多深，均会觉得越睡越累。若不能采取措施及时调整，时间久了，就会诱发各种慢性疾病。如果我们能够在睡眠中很好地控制呼吸，就能控制思维活动。那么，即使只是短时间的睡眠，也可以保证精力充沛。因此，为了更好地改善睡眠，一定要抓住呼吸这个根本因素。因为没有好的呼吸，什么样的睡眠方法都难以奏效。有研究认为，呼吸是决定睡眠质量的唯一可控因素。

3.3 呼吸与心情

我们的呼吸节奏受到大脑神经中枢的控制，包括大脑皮质、延髓和杏仁核，三者的控制水平不同。大脑皮质有意识地控制呼吸，比如有意识地调节呼吸的深浅和快慢都是受大脑皮质控制的。延髓控制自主呼吸，根据体内的氧气量调节呼吸的速度及深度。这是最基本的呼吸调节功能，与意识无关。

杏仁核在这个系统中则比较边缘化。它主要关系情绪（包括情绪的产生、调节与识别）、学习与记忆。杏仁核主要通过调节情绪控制呼吸，当我们处于不安或担心等情绪状态时，我们的呼吸节奏也随之变动；在心跳加快的同时，呼吸也会加速。当我们从紧张或兴奋情绪中脱离出来，心情一放松，就会自然轻松地进行呼吸。呼吸与心情关系研究的专家本间生夫研究发现，"不安"情绪产生中枢决定呼吸的节奏。杏仁核是脑的一部分，被认为是情绪中枢。有研究发现，把猴子的杏仁核破坏后，猴子见到原来恐惧的蛇等不害怕了，从而认为杏仁核与不安及恐惧心理等关系密切。本间教授经过调查猴子杏仁核的脑电波，发现了与呼吸完全同步的波形；不安加剧时该波形频率与呼吸频率一起提高，就好像杏仁核用脑电波展现不安程度，也影响着呼吸速度。也就是说，当我们感到不安时，会变得呼吸急促，时刻准备着"迎战"。此时有意识地放慢呼吸速度，就可以有效地减弱不安的情绪。我们可以通过大脑皮质用自己的意志改变呼吸的节奏。由于不安或紧张，呼吸变得很快时，人意识到并放慢呼吸节奏，杏仁核的活动就会受到抑制，不安的情绪也得到缓解。不安（情绪）—杏仁核兴奋—呼吸加速，这一连串反应能够通过有意识地放慢呼吸节奏而减弱。打坐及瑜伽正是根据这种机制，通过调整呼吸解除不安，让人进入平和、放松状态的。

3.4 呼吸与体态

　　成年人每天通常呼吸两万多次。无论是休息还是运动状态，吸气时相关骨骼都会随着体腔的扩张而向外旋转，使空气进入。由于呼吸肌和维持体态的肌群在很大程度上是一致的，因此，呼吸和体态之间存在相互影响的关系。正常情况下，吸气时膈肌收缩使中心腱下降，胸腔多方向扩展；肋间外肌收缩时，肋骨向上提和向外扩，帮助胸腔进行扩张；斜角肌和胸锁乳突肌负责提升上肋。呼气时，膈肌舒张，腹横肌收缩，腹部向内收，同时盆底肌和多裂肌始终保持等长收缩状态，腹内压提高，使得中心腱上升；肋间内肌的收缩，带来肋骨的向下、向内运动。两种力量最终使得胸腔收缩，肺部收缩，吐出气体。上述肌肉既能各司其职，相互之间又能形成良性的互动和平衡时，呼吸模式最佳。现代人由于久坐等生活方式，相关肌肉之间的平衡被打破，出现部分肌肉过度使用和部分肌肉过度松弛的现象，从而出现呼吸模式受限。呼吸模式受限既是这种不平衡发生的原因，也是这种不平衡导致的结果。呼吸模式受限和体态错误如果不进行改善和纠正，会形成恶性循环；持续的时间越长，导致的疼痛和各种病症就会越严重。

最常见的呼吸模式受限是长期采用胸式呼吸导致腹部核心肌群松弛，呼气时腹部无法充分收缩，腹内压较低，膈肌活动度受限且不能放松，肺部活动受限，肺中的残气量偏多，吸入空气量减少，呼吸变浅，氧气摄入量减少。此时机体通过调节呼吸节奏来满足耗氧量需求，肋间外肌、斜角肌、胸锁乳突肌、肩胛提肌等提肋肌群更多参与到呼吸中，通过肋骨外扩和上下运动的呼吸模式，扩张胸腔。长此以往，膈肌、腹横肌、多裂肌、腹内斜肌、腹外斜肌和盆底肌等核心稳定肌群受到抑制，机体就会调用低效率的肌肉来维持呼吸。如身体向上和向下调动颈部、肩膀和髋部周围的肌肉来代偿完成呼吸。在呼吸模式长期受限的情况下，肋骨长时间外扩、上抬，颈椎和头部向前倾斜，肩关节上抬并内收，腰椎曲度增大，骨盆前倾，最终导致身体重力线倾斜和扭曲，各主要关节，从上往下依次是颈椎、肩关节、腰椎、骨盆、髋关节、膝关节、踝关节和足关节，都会发生适应性改变，造成多种体态问题。常见的体态问题，如上交叉综合征、下交叉综合征、旋前圆肌综合征等，均与呼吸模式受限密切相关。

呼吸模式受限可以通过呼吸调整来解决，如通过反向的腹式呼吸，即吸气时腹部收紧，呼气时腹部扩张来锻炼腹部核心肌群。呼吸、姿势和体态之间有着紧密的关系，三者相互协调、相互影响，由于涉及肌肉之间的连接，一个系统的任何变化都会影响另外两个系统，所以可以通过姿势调整对呼吸进行调整，如步态发生改变，则呼吸方式也会发生改变。

3.5　呼吸与疲劳

大脑重量虽然只占体重的2%左右，但其耗氧量占比却超过20%。因此，摄氧量对大脑的状态有着直接的影响。当血液中氧气含量升高时，大脑就会变得灵活而清晰。如果呼吸过浅，无法满足机体的摄氧量需求，机体为了维持身体的正常运转，会采用无氧呼吸的方式来产生能量，但无氧呼吸过程中乳酸及碳酸在体内的堆积量增加，容易引发疲劳、嗜睡等现象。深呼吸不仅可以促进肺部的血液循环，还有利于肺部残气及气体代谢产物的顺利排出。深呼吸不仅能活动到膈肌和腹肌，改善腹部的血流状况，还可以刺激肺牵张感受器，同时调节自主神经功能，引起副交感神经兴奋，缓解紧张情绪，使身体得到放松。深呼吸本身就可以发动更多的肺泡参与到呼吸运动中来，提升通气量和换气量，增加血氧含量，为身体各系统和器官提供更多的氧气，从而提升这些系统和器官的功能与效率。现有研究认为，深呼吸是缓解疲劳最直接的方式。深呼吸时鼻吸口吐，吸气时有意识凸腹，动作要缓；吐气时收缩腹部，尽量将气吐净。针对某一处的疲劳，配合相应的按摩动作，效果更佳。

第二部分

会呼吸才能不生病

呼吸是影响人类生命质量和健康的重要因素。随着现代医学的发展，呼吸的重要性已经被大众广泛认知。人类许多疾病和痛苦，都与呼吸有着或多或少的瓜葛，而最终致命的疾病，比如癌症、心血管疾病等，都被证实与氧气供应及利用不充分密切相关。呼吸对人体健康的作用主要有两个方面：第一个方面是提供氧气这一人体必不可缺的养分，而且氧气还是合成其他身体养分的前提；第二个方面是缓解焦虑，释放压力，从而调节人体的心理和生理功能。所以说正确的呼吸是身体各器官的功能保证的基础。

1. 促进呼吸健康的方法

尽管呼吸是自然过程，但是不代表所有的呼吸方式都是正确的。若我们长期采用错误的呼吸方式，无法为身体细胞提供充足的氧气，造成能量供应不足并导致细胞功能弱化，日积月累导致器官功能弱化，最终导致身体功能弱化，身体功能的弱化会限制氧气摄取，各种慢性疾病就会不断滋生，损害身体健康。因此，我们要有意识地培养正确的呼吸方式，提升健康水平。

1.1 远离伤肺因素

肺是呼吸系统中最主要的器官，也是气体交换过程中外呼吸的发生场所，肺的健康程度对我们的呼吸水平起着决定性的作用。日常生活中，我们要尽量避免一些伤肺的因素，主动为我们的健康保驾护航。

1.1.1 空气污染损害肺健康

空气污染对于呼吸系统的损害非常大，空气中有些较小的物质（比如直径在10微米以下的气溶胶粒子）会携带着病原体直接侵入呼吸系统，附着在呼吸道壁或肺泡上，损害呼吸道健康，引发鼻炎、肺炎等，严重时还会诱发慢性阻塞性肺疾病（Chronic Obstructive Pulmonary Disease，COPD；简称"慢阻肺"）等。此外，因为心肺一体，呼吸受到影响的同时，心血管系统的安全和健康也会受到影响。因此，在污染严重的环境下非必要不出门，出门一定要做好防护，戴好口罩；待在室内要借助空气净化系统进行通风换气，使污染源对呼吸道的影响趋于最小化。

1.1.2 吸烟损害肺健康

现有研究表明，长期吸烟是患上肺癌的一个主要因素。香烟当中含有的有害物质非常多，吸烟时，人体的口腔、鼻腔、咽喉等的黏膜均会吸附有害物质。比如香烟当中含有的尼古丁，经过喉咙、气管进入支气管和肺之后，可能导致各种呼吸道疾病，如慢性支气管炎、肺气肿及肺癌。有研究显示，长期吸烟的人更容易患肺癌，其患肺癌的概率比不吸烟的人高出60%。即使烟不进肺只经过口腔，各种有害物质仍能被口腔黏膜吸附，通过血液循环进入体内，影响机体健康。吸烟之后，肺的颜色变深以及肺内沉积了大量的有害物质，导致肺的弹性变差，进、出气量变小，严重损害肺的通气功能；长此以往，导致机体出现慢性阻塞性肺疾病，严重危害身体健康。

1.1.3 情绪不良损害肺健康

情绪管理对呼吸系统和肺功能的调节起着重要作用，长期情绪不良会导致呼吸问题和损害肺功能。长期保持负面情绪，如焦虑、抑郁、紧张等，均会引起不同程度的呼吸问题。人体处于焦虑和紧张状态时，会出现呼吸加速导致的呼吸急促和浅表；人体处于抑郁状态时，会出现呼吸不足而引起肺功能水平下降；人体长期处于不安、恐惧状态，会出现气道收缩变窄造成血氧交换效率下降的现象，严重时还会出现无法呼吸的情况。人体长期处于不良情绪，会导致胸腔内的压力增加，影响肺部血液循环，诱发一系列的肺功能障碍。对于本身就患有慢性支气管炎等肺部疾病的人群，若长期受到不良情绪刺激，还会出现肺泡破裂等情况，损害肺健康。呼吸问题会影响情绪状态，如呼吸困难、气短常会引发焦虑和恐惧，长期的呼吸问题还会导致情绪低落、压抑和疲倦。长时间保持负面情绪会使得人体的抵抗力和免疫功能快速下降，故而对于一些癌细胞的免疫杀伤和免疫监视功能就会下降，导致肺部疾病加重，患肺癌的概率会提高很多倍。因此，当我们察觉到情绪长期受到负面影响的时候，应当积极采取有效的情绪管理方式帮助自己调节情绪状态，促进呼吸健康。

1.2 学会呼吸控制法，提高健康水平

呼吸会随着生理状况和心理状态的变化而变化。一般情况下我们可

以不做过多干预，但是当我们的呼吸系统和血液循环系统受到干扰，出现阻塞时，疾病就会发生。

正常人在平静呼吸时，呼吸肌消耗的氧气量约占全身耗氧量的5%，或者占肺活量的10%。因此，平静呼吸不易觉察、不费力，此时的呼吸方式也是个体最有效的呼吸方式。即便是正常人处于运动或应激状态时所体验的呼吸急促，其主观感受也较少涉及负面词汇。而当个体受到各种疾病或负面情绪影响时，呼吸耗氧量增加，肺活量下降，通气效率降低，呼吸方式出现异常，个体则以呼吸困难来形容这一过程，其所选用的词汇负面性更强，如濒死感、憋喘等。

刻意的练习呼吸可以帮助我们清洁呼吸系统，保持肺部的洁净，提升我们的健康水平。呼吸控制法通常包含3个部分：吸气、屏息和呼气。呼吸训练能使纤维中的纺锤体发挥如涡轮机般的作用，将吸入身体的气体"喷洒"至肺中最边缘的肺泡以产生更多能量，让肺部保持洁净，血液和淋巴有效地循环，从而有效地预防疾病。

进行呼吸训练所要达到的目标，可参看表2-1。

表2-1　呼吸训练的目标

1. 减少呼吸做功	6. 指导患者自主控制呼吸的频率和深度
2. 改善肺通气状况	7. 引导放松
3. 提高气道廓清能力	8. 改善胸廓活动度
4. 加强呼吸肌的收缩力量、协同性及有效性	9. 提高患者在患病时的自我控制感和舒适度
5. 改善发音及表达能力	

1.2.1　通过鼻呼吸提高呼吸的专注力

古代养生家认为，鼻尖的肌肉是最好的呼吸肌，也是最关键的呼吸肌。鼻呼吸是整体的、完全的呼吸方式，它将氧气完美地、全面地运输到身体的各个部位，令我们的身体产生生气和活力，并且能在呼气时将体内的浊气全面地排出去。

与口呼吸相比，鼻呼吸因阻力大，吸气速度慢、每分通气量低，但其呼吸深度深，对氧气的利用程度高。当我们将注意力集中在鼻尖时，我们的气息才会平缓地、均衡地向下依次运行，也就是说，在所有的意念呼吸中，只有鼻呼吸才是最自然的呼吸。如果我们将注意力集中于身体中的其他呼吸肌，呼吸的气感就会集中在对应的呼吸肌附近，也就是说，通过气的鼓动，鼻尖的肌肉会带动并调节身体所有部位的肌肉，而且这种带动不是通过神经调节来实现的。通常情况下，机体主要通过大脑发出指令，然后指令传达给肌肉中的神经元，让肌肉动起来。但是鼻呼吸可以自然地令每一块肌肉都充满气感，从而实现一种非常独特的调节。在呼吸问题专家贝尼莎·乌兰尼奇看来，使用鼻呼吸的好处不只体现在运动效率上，也体现在心理上："保持鼻呼吸可以让你的呼吸更加深、长，也能让你专注于自身的呼吸。"单就鼻子这一个器官而言，呼吸动作的起始点越往后，呼吸越浅；呼吸动作的起始点越往前，呼吸越深。换言之，呼吸时将注意力集中于鼻尖时，呼吸是最深的。

1.2.2 通过深呼吸改善睡眠质量

睡眠的质量对我们的精神状态及疲劳恢复均有着至关重要的作用，因此有"睡眠是最好的恢复方式"的说法。与此同时，睡眠时的呼吸状态对睡眠质量有着直接的影响。与清醒状态时的呼吸不同，睡眠时的呼吸控制比较复杂，打呼噜、慢性阻塞性肺疾病、中枢性呼吸暂停及各种低通气综合征等呼吸道疾病带来的变化在睡眠时都会被放大，这可能会引发一系列其他常见的慢性病，如高血压、糖尿病和心血管疾病等。前文已提到，有研究认为，呼吸是决定睡眠质量的唯一可控因素。如果在夜间采用的都是浅表式呼吸或口呼吸，或者可能在夜间发生了无数次的间歇性呼吸暂停，那么早起的时候会感觉鼻腔干燥难受。但若是睡前有意识地进行几次深呼吸，夜间醒来时也有意识地进行几次深呼吸，那么既能解决睡眠质量差的问题，也能解决因鼻腔过于干燥带来的种种健康问题。

1.2.3　调整呼吸，与情绪相连接

在日常生活中，在我们感受到情绪给身体带来的影响之前，其实我们的呼吸已经早早地帮我们将情绪展现出来了。当我们感到紧张的时候，我们的呼吸会变得急促；当我们消极的时候，我们的呼吸会变得轻浅；当我们的内在非常平和的时候，我们的呼吸也会处于平和的状态。所以呼吸就像是由内向外的一条通道或者一条路，连接我们的内在与外在，把我们内在的状态展示出来。而我们在进行呼吸训练的时候，其实就是在做调整，以达到减轻或改善内在的压力或情绪紧张问题的目的，是由外向内的过程。现在比较流行的瑜伽和冥想对我们身心的调节很大一部分就是借助呼吸完成的。

从瑜伽的角度看，呼吸是连接身体和意识的桥梁，呼吸的状态决定了我们身体的状态，也影响着头脑意识。

从冥想的角度而言，呼吸训练是冥想练习的精华部分，关注呼吸可以让我们找到锚定点，提升我们练习的专注性。

呼吸是身体知觉的一部分，带来了丰富的身体感觉。呼吸不是想法，关注呼吸可以让我们放松大脑，让我们的身体更好地进入放松状态。

1.3　养成良好的呼吸习惯

呼吸是受大脑影响和控制的，我们在不同情境下会根据身体的实际需求，调整我们的呼吸方式；但也正是因为我们可以对呼吸加以控制，当我们形成一种呼吸习惯的时候，我们的神经就会自觉地采用这种习惯。如果我们想要调节呼吸方式，就一定要运用我们的注意力，让我们的自主神经最终采纳这种形式，形成一种新的呼吸习惯。通常情况下，正常的呼吸是胸肋部的呼吸肌参与的呼吸，深呼吸是所有呼吸肌参与的呼吸。腹式呼吸时，下胸廓扩张幅度加大，通气量和换气效率均大大提升，因

此该呼吸是极有效率的呼吸。几乎所有的呼吸术，都是为了追求超越正常呼吸，实现更高质量的呼吸。我们在建立新的呼吸习惯之前要对呼吸术的原理有基本的了解，即呼气与吸气均衡，也就是呼和吸的气体体积是相对平衡的；这不需要我们刻意维持，主要由我们的自主神经自动调节。此外，我们的呼吸在本质上是一种机体自律行为，机体会按照自身的呼吸习惯和方式行事。当我们需要呼吸变得更好时，我们就需要通过专注来调整呼吸。而我们的肌肉本身是有记忆效应的，只要进行一段时间的呼吸训练，我们就会形成新的呼吸习惯，参与呼吸的肌肉就会记住这个习惯，形成一种新的自律行为。

1.4 遵循健康的生活方式，定期进行肺功能检查

均衡饮食、适度运动和规律作息是保持呼吸系统健康的基础。均衡的饮食和适度的运动有益于肺功能水平的保持和提升，规律的作息有助于调整呼吸节奏和提升呼吸质量。我们可通过积极社交、进行情绪管理等方式培养健康的心理状态，从而对呼吸系统产生积极影响。在此基础上，定期进行肺功能检查，及早发现呼吸问题，并采取有效的治疗和管理措施，以促进呼吸健康。

2. 常用呼吸训练方法

呼吸训练的目的主要是通过增加胸廓的活动度，将异常的呼吸形态转变为正常的呼吸形态，进而增强肺的通气和换气功能。为了更好地控制呼吸，改善呼吸方法，提升呼吸功能，日常生活中可以通过一些方法来有意识地对呼吸功能进行有针对性的训练，这些方法通常包括缩唇呼吸训练、腹式呼吸训练、呼吸操训练、呼吸训练器抗阻训练等。进行呼吸训练时要根据自身情况选择训练方式，对于体位没有特别要求，卧位、坐位和立位均可，训练强度以不感到疲劳为宜。若呼吸训练过程中有不适症

状，如咳嗽等现象，则需要休息片刻，并在休息期间加强对心率、呼吸频率和脉率的监测。一般而言，与安静状态相比，若心率增加小于20次/分，呼吸频率增加小于5次/分，脉率不超过100次/分，则可继续进行呼吸训练。另外要注意的是，呼吸训练要循序渐进地进行，刚开始时呼气又轻又慢，可避免呼吸肌疲劳以及过度换气。过度用力呼气不可取，因其容易让呼吸急促，引发机体不适感。

2.1　缩唇呼吸训练

缩唇呼吸时，用鼻吸气，用嘴呼气，不过呼气时嘴巴要嘬成鱼嘴状，像在吹口哨一样，缓慢将气呼出（见图2-1）。这个呼气过程让气道阻力提升，呼吸速率下降，阻力会延及支气管，使支气管维持一定张力，尽可能让更多肺泡内的气体排出，为下一次吸入更多的新鲜空气做好准备。缩唇呼吸训练有助于增加潮气量及增强运动耐力，缓解缺氧症状、改善肺功能。使用这种呼吸方式时不必太用力，用力程度保持在能将15~20厘米远的烛火吹得倾斜即可，过度用力会导致呼吸困难或其他不适。缩唇呼吸训练的关键是要把握呼气力度，呼气时缩唇程度可自行调节，以不感到费力为主。缩唇呼吸训练的初始阶段，吸、呼时长比约为1:2，尽量做到快吸慢呼，即吸气2~3秒，呼气4~6秒，每分钟6~10次；训练一段时间后，以吸、呼时长比达到1:4为目标，每天训练2~4次，每次10~20分钟。此种呼吸方式多用于慢阻肺、尘肺病等慢性呼吸疾病患者的康复训练。

2.2　腹式呼吸训练

进行腹式呼吸时，通过增大膈肌的活动度，肺部得到充分的扩张，有助于清除停滞在肺底部的二氧化碳，增加动态肺顺应性和肺通气量，让呼吸变得更高效的同时，降低呼吸的频率。

腹式呼吸训练的整个过程为：用鼻缓慢吸气，腹部外鼓，保持10~15秒；用嘴缓慢呼气，腹部内缩（见图2-2）。呼吸频率以每分钟呼吸3~4次为宜。腹式呼吸也可结合胸式呼吸一起进行。进行腹式呼吸训练时，我们可以将一只手放在胸部，另一只手放在肚脐上，随着腹式呼吸胸部不会产生很大的起伏，肚脐区域随着呼吸运动，吸气时腹部外鼓，呼气时腹部内缩。坚持进行腹式呼吸训练，有助于保持身体健康。

2.3 呼吸操训练

呼吸操训练是将腹式呼吸与缩唇呼吸相结合的训练方式，它综合了上肢活动、转体活动、躯干侧弯活动，让胸肌与膈肌大幅度运动，是一种全身参与的呼吸训练。因此，呼吸操训练不仅能提升呼吸肌的功能，缓解呼吸肌的疲劳，还可以锻炼身体，使人体远离呼吸困难，预防呼吸衰竭。呼吸操训练过程中，要在控制呼吸的同时配合四肢及躯干的动作，因此相较于单纯的呼吸训练，可以更进一步地改善肺功能，增强身体素质。以下为一套针对大众的全身呼吸操，具体练习方法是：第一步，平静呼吸；第二步，两脚分开与肩同宽，双手叉腰，立位吸气，前倾呼气，复吸倾呼（回位后吸气，前倾位呼气）；第三步，单臂上举吸气，双手压腹呼气，左右交替，举吸压呼；第四步，双臂平举吸气，双臂垂下呼气，举吸垂呼；第五步，双臂平伸吸气，双手压腹呼气，伸吸压呼；第六步，双手抱头吸气，转体呼气，旋呼复吸（转体时呼气，回位后吸）；第七步，上肢上举吸气，蹲位呼气，复吸蹲呼；第八步，腹式缩唇呼吸，隆吸复呼；第九步，平静呼吸。

2.4 呼吸训练器抗阻训练

呼吸训练器抗阻训练是一种主动呼吸训练，它利用了抗阻训练的原理。训练时，通过对抗训练器的阻力运动，增加吸气肌的力量和耐力，并通过缓慢用力呼气将肺内气体排出。呼吸训练器抗阻训练通常结合训练目的通过控制吸气量和时间来达到训练效果。

2.4.1　吸气肌训练

吸气时，吸气肌主动收缩，扩大胸腔，降低肺内压。在肺内压降至低于大气压时，空气会被吸入肺里。通常情况下，吸气时，收缩的吸气肌有膈肌和肋间外肌，用力吸气时还需要胸锁乳突肌、斜方肌、斜角肌等辅助吸气肌的协助。吸气肌收缩让胸腔扩大，吸气肌力量的大小直接决定了胸腔扩大的能力。因此，在通过吸气方式对吸气肌进行锻炼的同时，针对吸气肌训练（Inspiratory Muscle Training，IMT）的产品也应运而生，目前常用的设备有深呼吸训练器和吸气肌训练器。用于吸气肌训练的训练器械多基于抗阻训练原理设计。我们可借助吸气肌训练器增加吸气时的阻力，对吸气肌进行针对性训练，提升其力量，从而使呼吸的广度和深度得到提升，最终改善呼吸效率。

深呼吸训练器的结构非常简单，包括咬嘴、连接管、浮球及外壳，它的使用方法简单、方便。深呼吸训练（见图2-3）的步骤如下：第一步，努力呼出尽可能多的气体，至不能再呼出气体时，立刻用嘴含住咬嘴，开始吸气；第二步，吸满气后嘴巴松开咬嘴，缓慢做缩唇呼气。和单独的缩唇呼吸、腹式呼吸训练相比，应用深呼吸训练器进行呼吸训练，对慢阻肺患者的肺功能、血氧饱和度、运动能力等方面的康复效果更加显著。

2.4.2　呼气肌训练

呼气是因为肺内压力大于大气压。正常呼气时膈肌和肋间外肌是松弛的，此时胸腔变小，肺内压力变大，将体内的气体排出。而用力呼气的不同之处在于，肋间内肌、腹肌收缩，造成肋骨的下移，压迫腹腔内器官，迫使膈肌往上凸，胸腔体积缩小到极限，肺内压增大到极限，体内的二氧化碳大量呼出，气体交换效率明显提升。呼气训练器一般采用物理性振荡原理，用于增加呼气肌的力量和耐力，在提升肺活量的同时，还具有松痰及排痰的效果，有利于维持和改善机体的健康状况。

3. 锻炼时与呼吸相关的问题及其解决办法

合理的锻炼（如跑步）有利于心肺功能的维持和提升，但是刚开始锻炼时如果呼吸方式不正确，不仅会大大影响锻炼效果，还会引发一系列的不良反应。在日常生活中，人体的耗氧量并不大，所以呼吸也是比较浅的胸式呼吸。跑步过程中，身体进入一个高速代谢的状态，使得耗氧量快速增加，较浅的胸式呼吸已经无法满足身体的氧气需求，此时跑者需要增加呼吸的频次以保证吸入足够的氧气来进行代谢，同时排出代谢产生的二氧化碳，因此跑者需要进行腹式呼吸，并且应是更深的、更有力的呼吸。对跑步初学者而言，若没有掌握正确的呼吸方法，当跑速提升、身体需要大量氧气来驱动时，呼吸就会变得越来越急促且混乱无节奏，导致换气不顺，呼吸变得困难，肌肉得不到充足的氧气供应，产生疲乏甚至肌肉痉挛等。此时，需要通过降低跑速甚至停止跑步来进行调节。

3.1 岔气发生原因及其解决办法

岔气，又被称为急性胸肋痛或呼吸肌痉挛，是一种常见的现象。通常发生在没有经过热身的剧烈运动之后，或者人体从安静状态突然转入紧张状态时。这两种情况下机体的内脏与肌肉都还没有做好准备来适应新的状态，也不具备充足的氧气和其他养料来适应新的状态，肌肉（如膈肌）就会因为突然紧张而进入痉挛状态。

其他情况也会导致岔气。

（1）体内氯化钠含量低时发生岔气。天气太冷时，或者长时间不进行体育锻炼时，或者大量出汗时，易出现岔气。

（2）呼吸不正确导致岔气。如剧烈活动时身体需要大量的氧气，此时如果用较浅的呼吸方式，氧气供应跟不上，肌肉会出现痉挛，导致岔气。

（3）过敏性岔气。表现为一动就岔气，经常性地岔气，建议及时就医治疗。

发生岔气后身体会很不舒服，因此要尽量避免岔气的发生。以跑步为例，我们可从以下几点做起。

（1）热身。跑步前进行充分的热身，使身体器官为运动做好准备。

（2）跑步时使跑步节奏与呼吸节奏相结合。比如跑2步进行1次呼吸，或者跑3步进行1次呼吸，这样有规律地配合会让膈肌运动与跑步节奏保持良好的同步，膈肌也不容易疲劳，可有效避免岔气。

（3）跑步时，尽量用鼻吸气，用嘴呼气，不要快速、大口呼吸。如果是冬天，用嘴呼气时半张口。

（4）不要弯腰跑步。弯腰跑步会使腹部神经受到压迫，从而导致岔气。

（5）跑步过程中一旦出现岔气现象，应当立即停止运动或大幅度减缓跑速，如由跑步改为步行。岔气时，可微微体前屈或弯腰并用手按住疼痛部位，缓慢进行深呼吸，并在调节呼吸肌的收缩和舒张节奏的同时，配合拉伸动作帮助缓解疼痛——拉伸时手臂向上伸直，腰部向与岔气部位方向相反的一侧弯曲，身体呈"C"形。

3.2 胸闷憋气发生原因及其解决办法

刚开始锻炼（如跑步）时，经常会出现"上气不接下气"的现象，这是因为人体生理上的惰性而产生的"极点"现象。人体的系统都有惰性，内脏的惰性大，肌肉的惰性小，因此当它们同时开始工作时，前者的工作效率低，难以为后者提供充足的氧气和营养物质，也难以将后者产生的代谢废物（乳酸、二氧化碳等）及时排出体外，因此会出现"极点"现象。

"极点"现象在不同身体素质的人身上出现的时间是不同的，不经常进行锻炼的人，"极点"现象会早早出现，并且持续时间长，伴随呼吸困难、情绪不佳、动作笨重、肌肉酸痛等现象。这种现象出现的主要原因有两个：一是有氧代谢能力弱，肌肉不能吸收更多的氧气以维持体力的消耗。增强有氧能力的好方法是进行长距离慢跑，增强有氧能力的窍门在于以一种可以让人边跑边聊天的配速进行长距离慢跑，也就是说，不要让速度快到使自己喘不上气来。二是呼吸过浅。如果我们只将空气吸进肺的上半部，那么血液中就不会有足够的氧气。此时，我们就需要改善我们的呼吸方式，有意识地进行深呼吸，将空气吸入肺的下半部。

跑步时喘不上气不是因为吸入的空气不够，而是因为呼出的气体不够，只有将肺底部无用的气体彻底呼出，才能吸入大量新鲜的氧气，满足机体的需求。此外，初学者刚开始跑步时，肌肉过于紧张会导致肺部将氧合后的血液输送到肌肉细胞中，也会引起跑步时呼吸困难。学会在跑步中放松自己，有助于缓解呼吸困难，提高跑步的效率。跑步前不宜吃得太饱，充盈的胃会对器官有一定的压迫作用，让呼吸不那么顺畅。饭后立即运动，血液同时供应消化系统和肌肉组织，容易导致消化功能紊乱，引起消化不良，也会影响运动效果，增加呼吸困难发生的概率。

要想改善这一现象，我们在日常锻炼时需要有意识地从以下几个方面加强训练。首先，注意呼吸方式。跑步初期不宜过分追求速度和距离，而应当先有意地培养良好的呼吸习惯。在跑速较慢时，我们要养成用鼻子吸气的好习惯，因为用鼻子吸气可以很好地过滤空气中的灰尘等，同时也能为我们的身体稳定地提供氧气；随着跑步距离的增加和强度的加大，人体对氧气的需求量也快速增长，此时应兼用口、鼻吸气，用口呼气，并且呼和吸都要做到慢、细、长，避免快速、大口呼吸。如果有呼吸急促、呼吸不畅的现象发生，说明呼气过程太短，肺内仍滞留很多二氧化碳，导致吸入新鲜空气的量也下降。解决办法就是刻意加大呼气量和延长呼气时间，并且用口呼气。其次，要保持良好的呼吸节奏，使呼吸节奏与跑步节奏配合好，这有利于加深呼吸的深度。最后，学会深呼吸。有氧运动时间长了以后，就需要深呼吸了，不然容易感觉到呼吸急促，出现胸闷和呼吸困难的症状。有的人吸气时深度够了，但呼气时深度不够，这样身体也会感觉到缺氧。只有废气排出去了，肺中的负压力才会增大，这样吸气时不仅省力，吸气量也会增加。

3.3　通气过度综合征发生原因及其解决办法

通气过度综合征（Hyperventilation Syndrome，HVS），也被称为"呼吸性碱中毒综合征"或者"呼吸神经综合征"，一般是过快地呼吸导致身体排出过多的二氧化碳而造成的。过多的二氧化碳被排出，会造成血液酸碱值（pH）升高，动脉血二氧化碳分压（$PaCO_2$）降低，血浆碳酸氢盐相对变多，从而导致人体出现继发性呼吸性碱中毒等症状。简单来说，就是因为呼吸不当，血液酸碱平衡被打破，引起碱中毒。通气过度综合征通常表现为呼吸费力、胸部有压迫感或窒息感，并伴有心跳加速、心悸、出汗等症状，严重的还会出现四肢末端和（或）颜面麻木，以及头部不适等症状，如出现肌肉痉挛甚至强直、手足抽搐、头痛、头晕、视物模糊，甚至还可能出现晕厥等意识障碍。

锻炼时身体发生呼吸性碱中毒的原因主要有以下几个方面。

（1）机体缺氧：长时间剧烈运动导致机体缺氧，机体通过提高呼吸频率代偿，造成二氧化碳排出过多，引起呼吸性碱中毒。

（2）代谢加速：高强度运动时，人体的代谢速度快，使肺血流量增多，引发反射性的过度通气。

（3）心理因素：神经高度紧张或情绪过度激动，呼吸过深、频率过快造成呼吸紊乱，引起过度通气。

（4）训练不当：以跑步为例，部分跑者在日常训练中动作要领掌握不当，比赛时步频、摆臂及呼吸的协调性不足或冲刺时步频过快，导致呼吸肌疲劳，只能通过口呼吸代偿，引起过度通气。

在锻炼过程中，我们要学会调节情绪，注意保持平稳的锻炼节奏，合理调整呼吸；同时要注意作息饮食，避免熬夜和过量摄入含咖啡因的刺激性饮料。发生呼吸性碱中毒的时候一定不要慌张，尽可能地采用腹式呼吸，以降低呼吸频率，有条件的情况下可结合吸氧解决机体缺氧的问题，缓解过度通气症状，同时结合心理疏导调节紧张情绪，稳定呼吸频率；也可首先用面罩或者牛皮纸袋罩住口鼻，增加呼吸道无效腔，接着缓慢、自然地呼吸，来减少二氧化碳呼出量，提高体内二氧化碳浓度。当身体感到好转时，取下面罩或牛皮纸袋；千万不可贪多，否则刚治好"呼吸性碱中毒"又引起"呼吸性酸中毒"。

3.4　锻炼后头痛发生原因及其解决办法

锻炼后（如跑步后）出现头痛的现象时，通常伴有心脏抽动的感觉，还有可能伴有恶心、呕吐、颈部僵硬等症状，这被称为"用力性头痛"。这一现象出现，主要原因有以下几点。首先是跑步过程中身体大部分血液被供应给四肢，容易引起一过性脑缺血、一过性脑缺氧，从而引起头痛症状。其次是低血糖。血糖是人类身体的主要能量来源之一，包括大脑。胰岛素控制着体内的血糖水平，胰岛素水平降低到一定水平时会导致肾上腺素和去甲肾上腺素等激素水平的变化，这些激素是由肾上腺产生的，可以影响大脑的活动。血糖是大脑的主要能量来源，如果在饥饿情况下或者不适宜情况下进行剧烈运动，容易加速体内能量的代谢，当大脑无法获得足够的能量时，容易引起供氧、供血不足，从而出现头痛症状。再次是脱水。当机体发生脱水时，血容量相应地降低了，导致流向大脑的血液减少，输送到大脑的氧气量也相应减少，大脑的体积因供血量的减少而相对缩小，导致头痛。最后，电解质丢失等因素也是跑步后头痛的诱因。补水与电解质平衡密切相关，电解质失衡可能导致跑中和跑后出现头痛，最常见的原因是低钠血症。在长时间的耐力跑过程中，钠离子随着汗液被大量排出体外；针对这种情况，如果只是补充大量淡水，则会引起体内血液中钠离子浓度过低，进而导致运动性低钠血症，出现头痛、眩晕、失去平衡等症状，严重时可致癫痫、脑水肿、昏迷，甚至死亡。此外，初学者过度跑步后血管收缩异常引起血压升高、劳累过度引起精神紧张等因素，均可能引起功能性精神紧张性头痛。对于跑步后的头痛，要结合跑者的实际情况选择相应的干预措施，如充分热身和拉伸、循序渐进地开展跑步训练、合理的膳食营养和液体补充、锻炼过程中的呼吸调整和锻炼前后的呼吸训练等。

第三部分

提升心肺耐力，
提升生活质量

心肺功能多由先天决定，会随年龄增长而逐步下降，但可以通过后天科学有效的运动改善，延缓其随年龄增长而下降的速度。心肺功能综合了心脏的泵血功能、血液循环系统输送氧气至人体各部位的功能、肺进行气体交换的功能，以及肌肉使用氧气的功能，是人体吸入氧气，并把氧气转换为人体所需要的能量的能力，是身体主要机能正常工作的保证。如果把人体比喻成一辆汽车，心肺是发动机，运动系统就是轮胎和车架。汽车各种部件相互匹配，才能跑得快、跑得久。我们要想拥有较高的生命质量和较长的寿命，就需要有良好的心肺功能的支持。正常情况下，人在成年后，心肺耐力会逐年下降，尤其是45岁之后，下降速度会更快。喜欢运动的人，比不爱运动的人心肺耐力强；吸烟者的心肺耐力，明显要弱于不吸烟的人。体重指数（Body Mass Index，BMI）与心肺耐力成反比。因此，在人的一生中，要保持正常的BMI（BMI为$18.5 \sim 23.9 \text{kg/m}^2$时，处于正常范围内）、养成参加体育锻炼的习惯、不吸烟，这样可以增强心肺耐力，促进健康。

持续进行体育锻炼能使膈肌的升降幅度明显增加，肺通气量增加，通气血流比例得到改善，肺部弥散功能更强，呼吸的气体交换表面积增加，使呼吸功能得到改善。交感神经在运动时的兴奋性提高，会增强肾上腺系统的活动，并且运动带来的乳酸等代谢产物会作用于支气管平滑肌，有利于支气管的扩张和肺部气体交换，因此无论是肺部毛细血管的开放数量，还是开放程度，都会大幅度增加，从而增加气体扩散面积，运输更多的氧气，使得肺功能得到提升。此外，长期进行体育锻炼可有效提升呼吸与运动动作协调配合度，使呼吸功效提升。

1. 有氧运动

人体从外界摄入的氧气能够满足机体对氧气的需求，让人体在生理上处于平衡状态，则可维持时间比较长的耐力运动。有氧运动过程中耗氧量比较大，对呼吸系统和血液循环系统的刺激比较充分，心肺功能得以提升，从而使身体组织能够获得充足的氧气和营养物质，各器官能够充分发挥自己的功能。

有氧运动具有节奏性且具有强度低、持续时间长等特点，一般单次训练需要进行约30分钟或更长的时间，运动强度建议维持在中等或中上等，即保持在最大心率的60%~80%，这样运动的心肺功能提升效果最佳。刚开始运动、基础比较薄弱的训练者以及老年人推荐采用有氧运动的形式提升心肺功能。比较常见的有爬山、游泳以及慢跑等，这类运动的主要特点是持续、有节奏，可以让身体得到充分的锻炼，并且可以有效提高身体素质。美国心脏协会认为运动强度接近50%最大摄氧量时即可提高心肺功能，因此把这一强度称为锻炼阈，最大摄氧量的50%~85%，是提升心肺适应能力的最合适的运动强度。然而，由于最大摄氧量的测定相对比较复杂，因此在实践中常采用心率指标来间接地表示运动强度。运动强度越大，耗氧量越多，心率也越高。当耗氧量和心率随着最大运动强度的到来，不能再得到提升时，此时的心率即为最大心率。最大心率是测定最大工作能力和最大摄氧量的重要参考指标。人们常用"最大心率=220-年龄"这个公式来计算最大心率。如果想要对运动强度的控制更加精确，我们会用到其他公式。经常运动的人的最大运动强度心率=静息心率+（最大心率-静息心率）×（70%~80%），运动较少的人，其最大运动强度心率=静息心率+（最大心率-静息心率）×（40%~50%）。对于超过60岁的老年人，最大心率也可以采用"170-年龄"计算得出。

有研究显示，长期从事耐力运动可有效降低安静时的呼吸频率，提升呼气容积。如呼吸频率可以从16~18次/分逐步改变为8~12次/分，呼气容积会提升到850~1500毫升。有学者研究了哮喘患者进行负荷递增的运动后肺功能的变化，研究结果显示，第1秒用力呼气容积和呼气流速均显著增加。在一项针对健康的受试者进行的吸气抗阻训练的研究中，发现在进行为期10周的吸气抗阻训练后，受试者的呼吸肌都表现出了更强的力量和耐力，其力量提升34%，耐力提升36%。在对这些受试者进行的75%最大摄氧量（VO_{2max}）至力竭的测试中，发现他们可以进行更长时间的运动，运动时长增加了36%。在一项持续了12年、研究对象为2.15万名男性的研究中，发现长期坚持做适度的运动，可以有效预防心脏病。

有氧运动的好处多多，除了可以增加肺活量、提高心肺耐力之外，还可以增加骨密度，防止骨质疏松，预防骨折。有氧运动可以增加体内能量的消耗，特别是可以消耗皮下脂肪，是减肥的良方。有氧运动可以有效提高身体各部位的血液流量，增强心脏输送血液的能力，促进血液循环，强健心肌，改善心脏功能，预防心脏疾病的发生。有氧运动还可以促进内啡肽的产生和释放，帮助我们放松，拥有积极向上的心态和更高的生活质量。

有氧运动的开展方法可参考表3-1。要想提高心肺耐力，推荐进行中等强度的有氧运动，比如快步走、慢跑、骑自行车、登山、游泳等。一般中等强度的有氧运动对于心肺耐力的改善效果更好，而强度较低的有氧运动中呼吸、心跳没有明显加快，难以对心肺功能进行有效锻炼。有氧运动强度的分级方法见表3-2。现有研究认为，对老年人来说，改善心肺功能推荐以下运动强度区间，其心肺功能改善效果由强到弱为：70%~79%HRR（Heart Rate Reserve，心率储备）、60%~69%HRR、51%~59%HRR、35%~50%HRR。运动强度增加至80%HRR后，心肺功能改善效果曲线出现平台现象，所产生的改善效果没有进一步增强，反而会引起疲劳感，不利于锻炼习惯的保持。一般来说，锻炼过程中，以主观感觉呼吸、心跳加快，微微出汗，能讲话但不能唱歌的强度为宜。锻炼频率为每周3~5次，每次40分钟以上。运动强度比运动量对心肺耐力的影响更大，比如快走半个小时的效果远大于遛弯1个小时（快走时可以通过提高步频、加大步幅的形式提高运动强度）。

表3-1 有证据支持的有氧（心肺耐力）FITT-VP推荐

频率（F）	中等强度运动每周不少于5天，或者较大强度运动每周不少于3天，再或者中等与较大强度相结合的运动每周3~5天
强度（I）	1. 推荐大多数成年人进行中等和/或较大强度的运动 2. 非健康个体可以通过进行低到中等强度的运动获益
时间（T）	1. 推荐大多数成年人每次进行30~60分钟的中等强度运动，或者是，20~60分钟的较大强度运动或中等与较大强度相结合的运动 2. 每天不足20分钟的运动也可使久坐少动人群获益
方式（T）	推荐进行规律的、有目标的、动用大肌群的持续性周期运动
总量（V）	1. 推荐的运动量每周应为500~1000梅脱·分钟 2. 每天走不少于7000步可获得健康益处，可以从每天至少走2000步开始逐渐达到这个目标 3. 不能或不愿意达到推荐运动量的个体，通过较小的运动量也可获得一定的健康益处
模式	1. 推荐运动量可以一次性完成，也可以在一天中分多次（每次运动至少持续10分钟）完成 2. 每次持续时间短于10分钟的运动适用于健康状况差的人
进阶（P）	1. 循序渐进地调整运动的持续时间、频率和/或强度，从而达到运动目标 2. 循序渐进的运动计划可以增强运动者的坚持性、减少骨骼肌损伤、降低不良心血管事件发生的风险

表3-2 有氧运动强度的分级方法

强度	%HRR或%VO$_{2R}$	%HR$_{max}$	%VO$_{2max}$	RPE（分）
低	<30	<57	<37	很轻松（RPE<9）
较低	30~39	57~63	37~45	很轻松到轻松（RPE为9~11）

强度	%HRR 或 %VO$_{2R}$	%HR$_{max}$	%VO$_{2max}$	RPE（分）
中等	40~59	64~76	46~63	轻松到有些吃力（RPE 为 12~13）
较大	60~89	77~95	64~90	有些吃力到很吃力（RPE 为 14~17）
次大或最大	≥90	≥96	≥91	很吃力（RPE ≥18）

注：HRR 表示心率储备，VO$_{2R}$ 表示储备摄氧量，HR$_{max}$ 表示最大心率，RPE 表示主观用力程度分级。

2. 高强度间歇训练

高强度间歇训练（High Intensity Interval Training，HIIT），需要训练者在较短的时间内，进行快速的、全力的、爆发式的训练。其以间歇性的高强度运动（可以借助器械，也可以徒手进行），来取代强度较低的慢跑等有氧运动形式。高强度间歇训练没有统一的内容，只是强调高强度运动和间歇穿插进行，重复数组，这会让人迅速提升心率，加快热量消耗。运动强度高，身体对氧气的需求也会快速增加，并出现缺氧状态，这种缺氧状态会让身体在恢复期间继续保持对氧气的需求，加快代谢速率。因此在进行一次高强度间歇训练后的48小时内，代谢速率会处于提升状态。高强度间歇训练比起传统的有氧运动更能增加肌肉量，降低脂肪比例，促使血糖稳定，提升心肺功能。而且相较于传统的有氧运动，高强度间歇训练更加省时有效，是一种改善成年人心肺功能的运动形式，备受健身爱好者的推崇。训练期间有氧代谢和无氧代谢交替供能，高强度运动与间歇交替进行，高强度运动的持续时间可以是几秒，也可以是几分钟。刚开始进行高强度间歇训练时，高强度运动与间歇的比例建议为1∶5到1∶1。随着对训练的适应，运动能力增强，可以逐渐延长高强度运动的时间，缩短间歇的时间。比如快速跳绳，我们可以从跳绳30秒，休息60秒，跳5~10组开始，逐步增加跳绳时间，减少休息时间，达到跳绳60秒，休息20秒。美国运动医学会推荐的7分钟运动法，一共12个徒手动作，每个动作持续做30秒，休息10秒做下一个动作，加上运动前热身和运动后拉伸放松，一整套做下来也只需要10多分钟的时间。但是高强度间歇训练因为短时训练强度比较大，会增加运动猝死和受伤的可能性，所以不建议老年人，尤其是训练基础较差的老年人，采用这种形式来提高心肺功能。如果想以这种形式进行锻炼，一定要先进行一段时间的有氧运动，让心肺功能产生适应，并且锻炼强度的提升一定要循序渐进。

3. 呼吸肌训练

　　与心脏一样，呼吸肌的活动贯穿生命的始终。在通常情况下，呼吸肌随着机体的实际需要持续活动而产生了最佳的适应性。但是当机体在进行超出能力范围的呼吸的时候，呼吸频率和呼吸深度都会提高，这就需要呼吸肌进行更快、更有力的收缩，以提高呼吸的潮气量和气流速度。

　　呼吸工作大部分是由吸气肌承担的，因为吸气是主动行为，驱动呼气的则是上次吸气时肺和胸廓扩张所储存的弹性能量，这种弹性能量是通过吸气肌的收缩产生的。吸气过程中，吸气肌使胸部伸展并扩张。有研究显示，我们在进行力竭运动时，为了满足机体的生存需求，代谢产物会使受体发出信号，限制和减少运动肌的血液供应量，而增加呼吸肌的血液供应量，此时呼吸肌的血液供应量占身体的总血液供应量的比例从正常的2%增加至16%，这就大大限制了运动肌的能力。机体为了满足摄取氧气的需求，会通过加深呼吸和加快呼吸频率来适应，到一定程度时呼吸肌就会出现疲劳，主要是膈肌出现疲劳。但因为肺本身不会受训练的影响，而肌肉是可以被训练的，所以我们可以通过训练与肺相关的肌肉（即呼吸肌）来提高机体的呼吸能力。呼吸肌以与其他骨骼肌相同的方式响应训练刺激，即接受训练刺激后调整结构，如肌纤维横截面积增大、肌肉厚度增加等；通过调整结构达到调整功能的目的，主要体现在吸气速度、吸气功率、吸气峰值流速、最大吸气压（Maximal Inspiratory Pressure，MIP）等指标的改善上。

呼吸肌训练是针对与呼吸相关的肌肉的训练，常用来治疗与心肺相关的疾病和提高运动成绩。呼吸肌训练分为呼吸肌力量训练（又称为吸气肌训练）和呼吸肌耐力训练。呼吸肌力量训练主要是通过增加吸气阻力来进行呼吸训练，如流速阻力负荷训练、吸气阈值压力负荷训练等；呼吸肌耐力训练主要是过度通气训练，过度通气训练有助于维持血液酸碱平衡，避免代谢性酸中毒的发生。坚持进行呼吸肌训练，人体会出现多种生理上的变化，如肌纤维数量增加、毛细血管变多、多种酶（如柠檬酸合酶、磷酸果糖激酶、磷酸化酶、乳酸脱氢酶等）的活性提升、糖原快速形成等。这些变化会提升肌肉代谢速率，强化肌肉功能，提升神经的适应性，因此呼吸肌会拥有更强的力量和耐力。但需要注意的是，这些变化均与训练强度、训练类型相关。运动员在进行呼吸肌训练时，使用得较多的是抗阻呼吸训练（Inspiratory Flow Resistive Loading，IFRL）和吸气阈值压力负荷训练（Inspiratory Pressure Threshold Loading，IPTL）。

3.1 呼吸肌训练原则

现有的研究证明，进行系统的呼吸肌训练，能提升呼吸肌的力量与耐力，增强呼吸肌功能，延缓呼吸肌疲劳，改善对呼吸不适感觉的感知。产生这些效果的原因如下。

（1）呼吸肌训练能使呼吸肌疲劳不发生，或延迟其发生的时间，使呼吸肌的工作效率更高，运动时其血流量减少，辅助呼吸肌对呼吸运动的参与更少。

（2）呼吸肌训练会降低呼吸肌的做功水平，呼吸肌不再与下肢运动肌争夺血流量，从而使下肢运动肌保有充足的血流量，延迟疲劳发生的时间。

（3）乳酸会被膈肌作为能量来源更好地利用，从而降低运动时体内的乳酸含量。

（4）呼吸肌训练能提升通气效率，使通气量变低，人体不再很轻易就感觉到呼吸困难。

采用不同的训练方式获得的训练效果不尽相同，所以我们在实际训练中要根据实际需求制定相匹配的呼吸肌训练方案。但无论我们采用何种方案进行呼吸肌训练，要想获得更好的效果、让效果持续更久，应当遵循以下3个基本原则，即超负荷原则、专门性原则及可逆性原则。

3.1.1　超负荷原则

超负荷原则指机体适应来自某一负荷的刺激后，适时、适量地增大负荷，使运动能力得以继续增长。借助这一方式，个体的技能水平可以在不断进行反应-适应的过程中逐渐提升。该原则主要是基于人体机能对运动负荷刺激的基本反应与适应规律而提出的。在实际训练中，超负荷训练主要是通过增加训练持续时间、提高训练强度和训练频率来实现的，一般在制定训练方案时，应将其中两个或者全部的要素结合起来，以达到超负荷的目的。在训练初期，如果承受较大的运动负荷，机体会表现出强烈的反应，但也会收获明显的训练效果，不过训练效果会随着机体对训练负荷的逐渐适应而变得越来越不明显。现有的相关研究显示，呼吸肌的超负荷训练主要是通过增加口腔外部负荷及自主过度通气来实现的，一般每周训练次数不少于3次。

目前市面上可供选择的呼吸训练器众多，我们可以选择阻力大小可调节的呼吸训练器来进行呼吸肌的超负荷训练，这样可以在不同的阶段根据实际情况选择合适的负荷进行训练。

3.1.2 专门性原则

专门性原则是基于肌肉对不同类型刺激的反应特性而提出的。换句话说，肌肉可通过高强度、短时间的力量训练来增强力量，而如果要提升耐力，则需要通过进行低强度、长时间的耐力训练让细胞产生适应性。这也提示我们在训练之初应明确训练目的，并制定有针对性的训练计划，从而达到期望的训练效果。

3.1.3 可逆性原则

坚持进行训练，身体的各项器官功能、身体的运动功能都会得到提升，但一旦训练停止，这些功能又会逐渐回到以前的水平。这被称为可逆性原则，即所谓的"用进废退"。因此，我们在进行阶段性的呼吸肌训练并达到期望的效果后，不要马上就停止训练，而是要逐渐降低训练频率，如之前每周进行3~4次可以降为每周进行1~2次。

3.2 呼吸肌专项训练方法

肺通气的进行必须依赖于呼吸肌，呼吸肌（包含呼气肌与吸气肌）是其动力来源。呼吸肌训练可提高呼吸功率，提高呼吸肌的协调能力，使呼吸肌更加有力、强壮，还可增强呼吸道黏液的排出能力，有效降低感染风险。对运动员来说，通过强化呼吸肌的训练，可提升呼吸效率和经济性，降低呼吸肌在高强度做功时的能耗，让更多的能量用于其他肌群的运动，降低高强度运动时过度通气等原因引起的神经干预和过保护（如呼吸性碱中毒、过度气喘后技术动作的变形等），从而提高运动成绩。

呼吸肌训练完全独立于通常的全身训练，训练呼吸肌的方式通常有两种。第一种方式是递增通气法，要求个体在一段时期内进行递增式通气，其过程类似于耐力运动的呼吸过程，主要有利于提升呼吸肌耐力。第二种方式为阈值递增法，要求个体在训练中逐步增加呼吸肌对抗的阻力，其过程类似于传统的力量训练，主要有利于增强呼吸肌的力量。如果想要取得良好的训练效果，则每次的呼吸肌耐力训练要持续10分钟以上，强度保持在65%~85%最大摄氧量。对于有些耐力项目的运动员，强度可达到90%最大摄氧量。只有强度高，才能同时锻炼到膈肌和其他呼吸肌，因为膈肌之外的其他呼吸肌几乎只有在持续的高强度训练中才能被募集。虽然在经过几周系统的、传统的负荷训练后，骨骼肌会产生适应性，在力量、速度、耐力方面会有相应的增长，但是如果运动强度达不到一定程度就无法对呼吸肌产生足够的刺激，也就无法达到想要的效果。对于普通健身爱好者而言，运动强度高还存在着一定的损伤风险。呼吸肌专项训练，不需要不可忍受的运动强度即能对我们的呼吸肌产生刺激。

3.2.1　呼吸肌专门训练

呼吸肌专门训练（Specific Respiratory Muscles Traing，SRMT），顾名思义指有针对性地训练呼气肌或吸气肌，使这些肌肉达到平衡状态，呼吸的效率得到提升，呼吸变得更加协调，从而使疲劳延迟到来，耐力得到提升，乳酸浓度降低，运动能力得到增强。呼吸肌训练对吸气和呼气的频率以及吸气和呼气的深度均有要求。现有研究认为，呼吸肌训练对心肺功能的积极作用明显，可在提升呼吸肌做功能力的同时，帮助受试者适应更大运动负荷引起的过度通气反应，而不增加呼吸费力感。对飞行员在进行SRMT前后心肺功能变化的研究结果显示，训练前后VC、最大通气量（Maximal Voluntary Ventilation，MVV）等肺功能指标均出现了显著增长，飞行员的心肺功能得到明显改善；优秀女子赛艇运动员进行阶段性SRMT后乳酸阈功率显著提升，有氧耐力水平明显提高；对优秀游泳运动员SRMT效果的研究结果显示，在进行3周的SRMT后，优秀游泳运动员的VC、MVV均出现显著提升，机体的供氧能力得到增强。因此得出一个结论，即SRMT能使疲劳延迟出现，提升人体的有氧耐力水平。在实际训练中，我们应根据实际需求选择训练频率、训练持续时间以及每次训练组数等。有研究发现，采用不同呼吸频率进行呼气肌训练，训练结果也不尽相同。利用肺功能训练仪对运动员开展的相关研究中，受试者每周进行3次训练，每次30分钟（6组，每组5分钟），组间休息2分钟，采用中低水平的呼吸频率。为了让受试者更好地掌握呼吸肌训练的技巧，第一周通常设为低频训练期，呼吸频率设定在22~24次/分，在接下来的两周中调整为24~28次/分，称为中频训练期。训练3周后受试者安静时的肺功能相关指标均显著提高，其中反映呼吸肌耐力水平的最大通气量提高最明显，较训练前提高了22.61%；反映呼吸肌爆发力水平的用力肺活量提升了4.52%，肺活量提升了5.68%。换言之，经过3周的训练，呼吸肌功能可以得到明显提升。在此研究的基础上，呼吸肌训练持续时间进一步延长，即对5周呼吸频率递增［前两周低频（24次/分），第三、四周中频（28次/分），第五周高频（32次/分）］的呼吸肌训练效果的研究发现，5周后反映受试者呼吸肌爆发力水平的用力肺活量提升幅度最大，反映受试者呼吸肌耐力水平的最大通气量次之。研究还发现，阶段训练后如果直接停训，呼吸肌的训练效果维持时间为4~6周，整体变化趋势比较一致，但存在个体差异。但是如果在阶段训练后每周能够保持1~2次的训练，就能够一直维持呼吸肌的训练效果。

呼吸肌训练方案可参考表3-3。

表3-3　呼吸肌训练方案

序号	训练时间	方法	目的
1	初期	每周训练2~4次，每次20~30分钟，连续进行4周，呼吸频率为中频，每次可分为4~6组，每组5分钟	呼吸协调能力和呼吸技术的提高 减小高强度负荷期间呼吸阻碍因素的影响
2	一般训练期间	每周训练2~5次，每次30分钟，呼吸频率为高频；训练时应该非常使劲，每次可分为6组，每组5分钟	提高肺活量以及呼吸肌的耐力，并提高体能和改善竞技状态

续表

序号	训练时间	方法	目的
3	赛季	每周训练2~4次，每次30分钟，呼吸频率从中频到高频；训练时应该使劲，每次可分为6组，每组5分钟	保持呼吸肌功能和比赛状态
4	比赛期间	每周训练2~4次，每次5~30分钟，呼吸频率从中频到高频，视状态调整训练时间，若感觉疲劳马上停止	保持呼吸肌功能和比赛状态
5	比赛前的准备活动期间	高频率下训练2~5分钟	使呼吸系统为比赛做好准备
6	因伤停赛期间	每周训练2~7次，每次训练要用力	保持呼吸肌功能和比赛状态

注：正常情况下，安静时呼吸频率为12~16次/分，低频为20~24次/分，中频为25~28次/分，高频为29~32次/分。

3.2.2　吸气肌训练

在目前的临床应用中，吸气肌训练被广泛使用，其针对的患者多为在呼吸系统、心血管系统和神经系统方面有病症的患者，包括一些术后患者。这些患者运动量少，膈肌运动不足，从而导致膈肌萎缩，产生呼吸方面的一系列问题，如呼吸困难、耐力降低，以及多种并发症。通过吸气肌训练，吸气肌的力量和耐力都会得到提升。临床上的吸气肌训练已经实施超过30年，其前期主要用于临床实践，通过随机对照试验，对吸气肌训练对成年慢性阻塞性肺疾病患者的吸气肌力量和耐力、运动能力、呼吸困难和生活质量等方面的改善效果进行评价。国际康复领域中关于吸气肌训练的研究重点仍然集中在心肺疾病上，如吸气肌循证医学研究的吸气肌训练对慢性阻塞性肺疾病、哮喘、心力衰竭等的改善效果的系统评价均已完成。目前国内这部分的研究较少且病种单一，还有较大的提升空间。一项整合分析包括32个随机对照试验的吸气肌训练对慢性阻塞性肺疾病患者的作用的研究结果显示，受试者吸气肌的最大力量显著提高，最大吸气压提升了130毫米水柱，耐受时间增加了261秒，6分钟和12分钟的步行距离分别增加了32米和85米，呼吸困难程度显著降低，耐力运动能力趋于完善。这表明，吸气肌训练对于吸气肌无力患者的功能性运动能力有提升作用。研究结果认为，吸气肌训练在提升吸气肌力量与耐力、消除呼吸困难、提升运动功能和生活质量方面，都有积极作用。

目前最常见的吸气肌训练包括流速阻力负荷训练和吸气阈值压力负荷训练。流速阻力负荷训练中，训练者主要通过带有直径可变的孔的装置进行呼吸，孔越小，阻力越大。这种方法的一个显著缺点是呼吸模式的改变会改变阻力的大小；受试者为了减小阻力，通常通过缓慢呼吸来代偿和降低呼吸强度。训练期间应加强对训练负荷的监测，保证训练质量。

吸气阈值压力负荷训练是应用最广泛的吸气肌训练方法。训练者主要通过利用单向阀增加吸气阻力的设备进行训练，并且需要使用足够大的力才能将阀门打开，让空气流入。训练中呼气时没有任何阻力。如同采用抗阻训练提升肌肉力量一样，吸气肌训练中利用训练器让训练者感受到吸气的阻力并与之对抗，从而提升呼吸肌的力量与耐力。《美国心脏协会杂志》上有研究显示，给呼吸肌增加阻力可以带来诸多好处，包括降低血压、提升肺部功能以及促进心脏健康。而且这种训练方式不需要持续太久，一般每天只需要进行5~10分钟，训练1~2组（每组30次）就可以得到显著的效果。在一项研究中，研究人员招募了36名收缩压正常的受试者，年龄处于50~79岁，受试者随机分为两组，实验组采用高阻力吸气肌训练，对照组采用低阻力吸气肌训练。训练6周后，实验组呼吸问题得到改善的同时，收缩压平均下降了9%，实验组在停训6周后仍能基本保持训练效果。研究还发现，除了血压降低之外，实验组的血管内皮功能，即动脉扩张的能力提高了45%，有助于防止动脉斑块积聚，降低炎症水平，降低心脏病发作的风险。国外有学者对一名在高强度训练时常常出现吸气性喘鸣的女运动员进行了研究，结果显示，采用

50%~60%MIP的训练强度，1天进行2次训练，1周训练5天，在训练11周后，该运动员的最大吸气压增加了31%，同时冲刺中的吸气性喘鸣次数显著减少，呼吸困难症状有所减轻。对不同项目、不同持续时间、不同训练形式、不同训练阶段的吸气肌训练的研究结果显示，采用恒定负荷（吸气肌最大力量指数的50%）进行吸气肌训练3周后，运动员的最大吸气压、吸气峰值流速以及吸气肌最大力量指数均显著提升。与传统恒定负荷训练相比，递增负荷模式（下一周的训练负荷采用上一周吸气肌最大力量指数测试结果的50%）的训练效果更加明显。吸气肌训练有效地提升了吸气肌的做功能力和快速收缩能力，增强了受试者对呼吸的调节和控制能力，有效地提升了机械通气效率和气体交换能力，这在降低呼吸肌代谢需求的同时，增加了运动时肌肉中的氧气量，帮助受试者有效提升了有氧代谢能力及高强度训练后的快速恢复能力。

吸气肌训练除了能提升心肺功能之外，还有一个重要的功能——可以有效地增强躯体的核心稳定性和控制躯干姿势。通常情况下，随着呼吸周期或者外部触发（如视觉扭曲），身体会有一定程度的摇摆，膈肌在这个过程中重复运动，通过增加腹内压稳定脊柱和控制相关筋膜的张力，稳定躯干并控制躯干姿势。膈肌是主要的吸气肌，并且其位于胸腔和腹腔之间。在"筋膜理论"中，膈肌处于"前深线"上，其与腰背筋膜以及腹部筋膜相互连接，是躯干姿势稳定的"中继站"。如果将人体的躯干视为柱形气缸，则气缸的上端为膈肌，下端为盆底肌，缸壁为腹部肌群。如果腹部肌群收缩，会缩小气缸的体积，使缸内压力提升，相当于腹内压提升，从而为脊柱提供支持力，使其更稳定（见图3-1）。因为膈肌的两个膈脚附着在第2、第3腰椎的左右，膈肌下面连接髂腰肌，膈肌和髂腰肌的张力直接影响周围的重要器官。膈肌收缩可以通过减少腹部内容物进入胸腔的位移来增加躯干的稳定性，从而保持腹肌的环状结构，腹肌则可以通过改变胸腰筋膜的张力增加脊柱的稳定性。

当膈肌出现缺损时，脊柱的稳定性就会减弱，此时身体不得不调集其他核心肌肉（位于浅层、更善于力量输出的肌肉）来维持脊柱稳定性。这种不合理的代偿机制既影响了核心稳定性，也降低了压力在核心区域传递的有效性。与此同时，这些临时调动的核心肌肉也因为过度做功而变得疲劳或损伤，从而导致呼吸模式紊乱、身体姿态不良、运动模式紊乱、运动控制不足等一系列问题，而其中任何一个问题都可能会导致身体产生疼痛，出现呼吸功能障碍，身体整体机能出现紊乱。此时，我们应当首先强调呼吸的调整，同时进行膈肌的锻炼。

膈肌是受意志控制的，因此我们可以对其加以锻炼。吸气肌训练通过增加膈肌厚度和膈肌的活动度，提升膈肌力量，达到增强核心稳定性的目的。在运动中，核心稳定性起到一个稳定的基础作用。核心部位是身体肌肉发力的重要支点，是身体运动链的重要一环。上肢、下肢力量的传递，都依赖于核心稳定性。强大的核心稳定性能为运动提供强大的稳定性和控制能力，使动作更好地展现出来，同时减少能量消耗，提升能量传递效率。以投掷铅球为例，铅球运动员在做出投掷动作时，身体会先侧向站立，然后向后引体，最后在投掷的一瞬间，支撑腿用力蹬，将球投出。支撑腿蹬地时产生的能量通过核心部位传递给上肢，使投球的距离更远。从这个例子来看，核心部位正是起到了桥梁的作用，如果它具有良好的稳定性，则下肢力量会更有效地传递给上肢。通常核心稳定性主要通过躯干核心部位肌肉的力量训练来锻炼。多项研究结果证明，呼吸肌的力量和耐力的提升，会让其在运动员的运动过程中更有力地收缩，制造出更高的腹内压，为腰椎提供更稳定的力量。拉丁舞运动员就是很好的证明。在一项针对拉丁舞运动员进行的为期2个月的呼吸肌功能训练研究中发现，经过训练，这些运动员的核心部位（包括腹部、背部、髋部在内）在矢状轴上的稳定性都得到不同程度的提升。还有一项针对C5~C7脊髓损伤的残奥会轮椅橄榄球运动员所进行的研究发现，在经过6周的吸气肌训练后，这些运动员的MIP和膈肌厚度均有明显的提升，这说明对训练有素的、脊髓有损伤的运动员来说，吸气肌训练对提升吸气肌力量、最大摄氧量都有积极作用。这一发现让吸气肌训练可以成为残奥会运动员的训练方式。国外有学者对吸气肌训练前后吸气肌力量和膈肌厚度的变化进行了研究，结果显示，进行4周吸气肌训练后，7名研究对象的膈肌厚度提升了8%~12%，吸气肌力量从第二周开始出现显著性增加，到第四周后仍保持增长趋势。研究认为，4周的吸气肌训练，有助于提升受试者的膈肌厚度，增加肌肉力量和腹内压稳定性，从而提升躯体的核心稳定性。国内学者对自行车运动员和花样游泳运动员的相关研究结果显示，运动员在进行4~8周的吸气肌训练后，膈肌厚度和膈肌活动度均发生了显著的有利变化。

第四部分

心肺功能评估

随着年龄的增长，身体主要器官功能都会出现相应的衰退，呼吸功能水平随年龄增加会出现明显的降低；骨骼、韧带、胸部肌肉会逐渐萎缩、硬化，气管和肺组织弹性减弱，肺泡弥散度下降，肺活量下降和通气功能减退，呼吸道疾病的感染率增加。心肺一体，呼吸系统出现问题，必然会对心血管和其他系统产生影响。伴随着机体的老化，心肌开始出现萎缩、弹性下降，血管出现老化，这些都降低了心脏的收缩能力，并使心跳频率下降，心脏每搏输出量和心输出量降低，输送到各器官的血流量减少，输送到各系统器官的氧气量也下降，各系统器官功能的发挥受限。因为人体的各系统器官本身都有很大的储备力量，一般情况下，每个器官只有一部分在工作，只有在特殊情况下，才会充分调动储备力量。日常生活中，应当有意识地加强锻炼，使各系统器官在功能衰退速度减缓的同时，能够保持一定的储备力量。

在正式开始锻炼之前，为了避免出现运动损伤，提升锻炼效果，建议对呼吸功能状态进行评估。判断心肺功能的金标准是运动心肺功能筛查，但是其对于场地和设备的要求较高，需要到专业的机构进行测试。老年人如果患有慢性病或者存在心脏问题及呼吸不顺畅的情况但是想要锻炼，可以去专业的医院进行相关的测试，请相关专家制定心肺功能训练的运动处方。对身体状况良好的普通健身爱好者而言，可以采用一些相对简单易行的项目对心肺功能进行测试和评估。

1. 呼吸功能的自我测试和评估

心肺一体，呼吸为先，在对心肺功能进行评估之前，可以通过呼吸困难评分（见表4-1）对我们的呼吸功能进行自我测试和评估，筛查我们是否存在慢性呼吸疾病，如慢性阻塞性肺疾病。

表4-1　呼吸困难评分

评分	呼吸困难严重程度
0	只在高强度运动时，有呼吸困难
1	平地快走/步行爬小坡时，有气短现象
2	因为气短，平地走慢于同龄人，或需要中途休息
3	平地走100米左右/平地走数分钟，需中途喘气
4	因严重呼吸困难而不能离开家里，或在穿衣/脱衣时有呼吸困难现象

2. 呼吸功能测评

进行呼吸功能测评时，肺活量是常用指标。当尽力地吸气一次后，再努力将气体呼出，呼出的气体总量即为肺活量。肺活量也可以用下面这个公式计算。

肺活量=潮气量+补吸气量+补呼气量

其中，潮气量是单次呼吸时，吸入或呼出的气体量。补吸气量即在平静吸气末，再尽力吸气的吸入气体量，是吸气储备量。补呼气量指在平静呼气后还能呼出的最大气体量，反映肺的气储备功能。

肺活量的大小，直接关系呼吸能力，尤其是深呼吸能力。肺换气时，需要排出肺内部的二氧化碳，还要吸入含有氧气的新鲜气体，以为身体各组织供氧。因此肺活量直接决定着单次呼吸交换的气体量，是衡量肺功能的直观的指标。

一般在用肺活量对呼吸功能进行评价的时候会结合受试者的身高、体重等参数进行客观评价，如肺活量/体重、肺活量/身高、肺活量/体表面积、肺活量/胸围等，都是经常使用的指标。肺活量小，代表机体吸入氧和排出二氧化碳的能力差，身体各器官得到的氧和营养物质少，从而其功能也相对低下。如果不加以调整，这种负面的效应长期累积就会导致各种慢性疾病。肺活量在不同性别之间，表现也不同，通常来说，成年男子的肺活量大于成年女子，前者在3500~4000毫升，后者在2500~3000毫升。肺活量受制于胸腔壁的收缩与扩张，年龄越大，胸腔壁收缩与扩张程度越小，肺活量也越小。成年后，年龄每增加10岁，肺活量会降低9%~27%，但长期坚持体育锻炼可以在一定程度上增大肺活量。

《国民体质测定标准（2023年修订）》中，不同年龄、性别人群的肺活量标准可参看表4-2至表4-5。

表4-2　20~59岁男性成年人肺活量评分表

单位：毫升

分值	20~24岁	25~29岁	30~34岁	35~39岁	40~44岁	45~49岁	50~54岁	55~59岁
10分	<2284	<2275	<2199	<2099	<1995	<1896	<1777	<1621
30分	2284~2472	2275~2459	2199~2375	2099~2270	1995~2159	1896~2053	1777~1926	1621~1761
50分	2473~2953	2460~2932	2376~2830	2271~2712	2160~2587	2054~2463	1927~2319	1762~2137
55分	2954~3233	2933~3207	2831~3096	2713~2971	2588~2838	2464~2704	2320~2553	2138~2366
60分	3234~3451	3208~3422	3097~3304	2972~3173	2839~3034	2705~2894	2554~2738	2367~2550
65分	3452~3642	3423~3611	3305~3487	3174~3351	3035~3207	2895~3062	2739~2902	2551~2715
70分	3643~3825	3612~3793	3488~3663	3352~3522	3208~3374	3063~3223	2903~3061	2716~2877
75分	3826~4022	3794~3988	3664~3852	3523~3707	3375~3554	3224~3399	3062~3234	2878~3053
80分	4023~4253	3989~4218	3853~4075	3708~3926	3555~3768	3400~3607	3235~3440	3054~3260

续表

分值	20~24岁	25~29岁	30~34岁	35~39岁	40~44岁	45~49岁	50~54岁	55~59岁
85分	4254~4561	4219~4524	4076~4374	3927~4221	3769~4057	3608~3890	3441~3718	3261~3539
90分	4562~4782	4525~4744	4375~4589	4222~4433	4058~4267	3891~4095	3719~3920	3540~3741
95分	4783~5126	4745~5088	4590~4927	4434~4768	4268~4599	4096~4420	3921~4239	3742~4058
100分	≥5127	≥5089	≥4928	≥4769	≥4600	≥4421	≥4240	≥4059

表4-3　20~59岁女性成年人肺活量评分表

单位：毫升

分值	20~24岁	25~29岁	30~34岁	35~39岁	40~44岁	45~49岁	50~54岁	55~59岁
10分	<1598	<1555	<1493	<1428	<1364	<1300	<1243	<1151
30分	1598~1710	1555~1671	1493~1610	1428~1545	1364~1476	1300~1406	1243~1343	1151~1246
50分	1711~2009	1672~1976	1611~1919	1546~1853	1477~1775	1407~1690	1344~1614	1247~1505
55分	2010~2189	1977~2159	1920~2104	1854~2036	1776~1953	1691~1861	1615~1780	1506~1666
60分	2190~2332	2160~2304	2105~2249	2037~2181	1954~2095	1862~1997	1781~1913	1667~1796
65分	2333~2460	2305~2433	2250~2379	2182~2310	2096~2220	1998~2119	1914~2032	1797~1913
70分	2461~2584	2434~2559	2380~2504	2311~2434	2221~2342	2120~2237	2033~2149	1914~2030
75分	2585~2720	2560~2695	2505~2641	2435~2570	2343~2475	2238~2367	2150~2277	2031~2157
80分	2721~2886	2696~2860	2642~2804	2571~2731	2476~2634	2368~2523	2278~2432	2158~2310
85分	2887~3115	2861~3085	2805~3025	2732~2950	2635~2852	2524~2738	2433~2646	2311~2519

续表

分值	20~24岁	25~29岁	30~34岁	35~39岁	40~44岁	45~49岁	50~54岁	55~59岁
90分	3116~3284	3086~3249	3026~3186	2951~3110	2853~3011	2739~2896	2647~2803	2520~2672
95分	3285~3558	3250~3512	3187~3442	3111~3364	3012~3264	2897~3149	2804~3056	2673~2917
100分	≥3559	≥3513	≥3443	≥3365	≥3265	≥3150	≥3057	≥2918

表4-4　60~79岁男性老年人肺活量评分表

单位：毫升

分值	60~64岁	65~69岁	70~74岁	75~79岁
10分	<1389	<1227	<1064	<941
30分	1389~1514	1227~1341	1064~1166	941~1032
50分	1515~1857	1342~1663	1167~1461	1033~1302
55分	1858~2073	1664~1873	1462~1659	1303~1488
60分	2074~2251	1874~2049	1660~1829	1489~1653
65分	2252~2414	2050~2215	1830~1993	1654~1814
70分	2415~2575	2216~2382	1994~2160	1815~1981
75分	2576~2750	2383~2561	2161~2340	1982~2160
80分	2751~2954	2562~2770	2341~2547	2161~2365
85分	2955~3226	2771~3044	2548~2816	2366~2630
90分	3227~3420	3045~3237	2817~3004	2631~2813
95分	3421~3723	3238~3536	3005~3293	2814~3092
100分	≥3724	≥3537	≥3294	≥3093

表4-5　60~79岁女性老年人肺活量评分表

单位：毫升

分值	60~64岁	65~69岁	70~74岁	75~79岁
10分	<996	<902	<819	<791
30分	996~1082	902~982	819~889	791~855
50分	1083~1320	983~1206	890~1091	856~1045
55分	1321~1470	1207~1351	1092~1225	1046~1173

续表

分值	60~64岁	65~69岁	70~74岁	75~79岁
60分	1471~1593	1352~1471	1226~1339	1174~1285
65分	1594~1705	1472~1584	1340~1448	1286~1393
70分	1706~1818	1585~1697	1449~1558	1394~1505
75分	1819~1940	1698~1819	1559~1678	1506~1628
80分	1941~2085	1820~1965	1679~1821	1629~1775
85分	2086~2281	1966~2160	1822~2014	1776~1975
90分	2282~2424	2161~2301	2015~2154	1976~2121
95分	2425~2649	2302~2523	2155~2375	2122~2354
100分	≥2650	≥2524	≥2376	≥2355

3. 心率测评

众所周知，心脏是人体的"发动机"，时刻不停地泵出血液给全身供血，满足身体各处组织器官的需要。心脏跳动的次数多，泵出的血液多，血压就会升高，若是心脏一直以超负荷形式工作，将会导致心肌肥厚、心室腔变大，最终导致心力衰竭。在正常的心率范围内，每分钟跳动次数相对少，工作量减少，工作时间就会延长。成年人安静状态下的心率为60~100次/分，如果能达到55~70次/分钟更好。相对于一般成年人来说，运动员的心率更低，一般在50次/分左右。另外，年龄、性别等都会影响心率，女性心率高于男性，小孩心率高于成人。

可以利用静息心率、晨脉、最大心率等指标来对我们的心脏功能进行评估。

3.1 静息心率

静息心率是指在清醒状态下，且人体保持静止时，每分钟的心跳次数。个体的体能水平、恢复状态是影响静息心率的主要因素，性别对其也有一定的影响。静息心率还与心血管疾病关系密切，与高血压、冠心病、高脂血症、高血糖及肥胖等的发生相关。健康心脏的静息心率保持在

50~65次/分（睡眠时则为38~50次/分），这是长寿的标志（在非病理和未服药情况下）之一。静息心率过快，要及时干预治疗，科学有效的运动是降低静息心率的好方法。运动可以增强心脏功能（心脏每次搏动时射出的血液更多）、改善心脏神经调节能力（迷走神经张力提高，交感神经活动减弱），使得心跳缓慢而有力。现有研究显示，健康成年人的静息心率与心肺耐力（用最大摄氧量绝对值表示）负相关，静息心率每增加1次/分，最大摄氧量绝对值下降0.01升/分。

3.2 晨脉

晨脉是在清晨清醒状态下测得的每分钟心跳次数或脉搏数，主要反映机体对运动量和运动强度的适应状况，是评价运动员是否出现疲劳的简单、实用的指标。在排除睡眠不佳（如焦虑等）的前提下，若晨脉数值较之前增加5次/分或以上，则表明运动负荷太大，已经出现了疲劳积累，若连续3天及以上出现晨脉数值增加大于5次/分的现象，则应及时调整运动量和运动强度（如在保证运动强度的前提下，减少运动量），避免出现过度训练。

3.3 最大心率

最大心率是一分钟内心脏搏动的最快速度和最大次数，又称极限负荷心率。一般而言，心脏功能越强，其能达到的最大心率相对越高，如优秀运动员在极限运动时的最大心率可以达到或接近220次/分，其对运动强度的耐受度更高。通常情况下，使用"220-年龄"的公式时，若受试者在最大负荷条件下的最高心率低于85%HR_{max}，是心脏变时性功能不全的体现，与心血管疾病的发病率和死亡率增加的风险具有独立相关性。

最大心率随着年龄增长而逐渐降低。在无法进行直接测试时，最大心率通常用"220-年龄"来计算。近年来实践中发现，因为受年龄特点以及个体差异等因素的影响，最大心率在"220-年龄"的基础上，上下会有10次/分的波动。近年来，美国运动医学会推荐"206.9-年龄×0.67"这一计算公式。表4-6所示是目前使用相对普遍的推测 HR_{max} 的公式，实际应用中可以结合人群的特点选取相应的公式设定运动强度。

表4-6　普遍使用的推测 HR_{max} 的公式

作者	公式	适用人群
福克斯等	$HR_{max}=220-$年龄	少部分男性和女性
Astrand等	$HR_{max}=216.6-0.84\times$年龄	4~34岁男性和女性
田中等	$HR_{max}=208-0.7\times$年龄	健康的男性和女性
Gelish等	$HR_{max}=207-0.7\times$年龄	所有年龄段和体适能水平的成年男女
古拉蒂等	$HR_{max}=206-0.88\times$年龄	运动负荷试验中无症状的中年女性

注：HR_{max} 表示最大心率。

4. 时间肺活量

时间肺活量是指在最大吸气之后，尽力以最快的速度进行最大呼气，第1秒末、第2秒末、第3秒末的呼气量分别占肺活量的百分比，其中第1秒末的时间肺活量意义最大。时间肺活量正常值：第1秒末为83%、第2秒末为96%，第3秒末为99%。时间肺活量反映肺活量的大小，呼吸所遇阻力的变化，是评价肺通气功能较好的指标。如慢性阻塞性肺疾病患者，其时间肺活量会下降；而长期训练的运动员的第1秒末的时间肺活量比常人高。

5. 最大通气量

单位时间内，人体呼吸的最大气量，即为最大通气量。它的大小代表机体通气储备力量的高低。胸部结构是否完整、呼吸肌力量的大小、呼吸道是否通畅、肺组织弹性大小，以及年龄和性别的差异，都对最大通气量有决定作用。通常来说，成年男性的最大通气量大于成年女性，前者的正常范围为100~120升/分，后者的正常范围为70~80升/分。运动员的最大通气量更大，我国运动员的最大通气量可达180升/分以上。

进行测试时，一般会让受试者以最大幅度，用最快的速度呼吸15秒，然后用得到的呼吸量乘以4，就得到最大通气量。对受试者最大通气量的评估除了看测试值高低外，主要对实测值与预测值进行比较。实测值占预测值的80%~100%，为肺功能基本正常，60%~70%为肺功能稍减退，40%~50%为肺功能显著减退。

6. 最大摄氧量

最大摄氧量（Maximal Oxygen Uptake，VO_{2max}），是进行最高强度运动时，体内各系统和器官的功能达到最强，机体耗氧量和心肺功能随着最高运动强度的到来，不能再提升，且机体摄入的氧气量也不能再继续提升，此时的摄氧量即为最大摄氧量。它是测定人体有氧运动能力的重要参考指标，其值越高，代表着有氧运动能力越强。与最大摄氧量相关的因素有很多，如年龄、性别，以及遗传等因素。其中遗传因素所占的比例最高，可达80%~90%。少年时期，男性比女性的最大摄氧量高出7%；20~29岁，这个值提升至39%。男性在18~20岁，最大摄氧量达到峰值，并一直持续至30岁左右；女性的峰值期在14~16岁，可持续至25岁左右。在达到峰值之后，男性的最大摄氧量会以每年2%的速度下降，女性的这一数值为2.5%。在最大摄氧量的相对值方面，男性比女性高10%，比女性高出10.4ml/（kg·min）。从对疾病的免疫能力的角度来看，三边等人的研究认为，无论男女，在最大摄氧量小于42.0ml/（kg·min）时，患成人慢性病的概率超过50%。针对死亡率开始增加的最大摄氧量临界点，布莱尔等人的研究认为，女性为31.5ml/（kg·min），男性为35.0ml/（kg·min），而男性最大摄氧量低于21.0ml/（kg·min）时，死亡率剧增。

除了先天的遗传因素外，后天的锻炼可提升最大摄氧量。耐力训练会增加骨细胞、心肌细胞中线粒体的数量，以提升有氧代谢能力。另外，耐力训练还可以提高毛细血管量与肌纤维量的比率，提升肌细胞的氧摄取量，最终使最大摄氧量提升约20%。越到训练后期，肌肉组织对氧的利用能力越强，这决定了最大摄氧量的提升程度。换言之，运动训练提升氧气利用率比提升最大摄氧量容易。现有运动实践证明，VO_{2max}的大小与耐力型项目的运动成绩密切相关，在多种运动项目中，耐力型项目，如长跑、越野滑雪等，其运动员的VO_{2max}明显大于非耐力型项目的运动员。

不同年龄、性别人群的心肺耐力分级评价标准可参看表4-7和表4-8。

表4-7 不同年龄人群的心肺耐力（以VO_{2max}表示）分级评价标准（男）

VO_{2max}单位：ml/(kg·min)

百分位数	级别	20~29岁	30~39岁	40~49岁	50~59岁	60~69岁
95	出色	66.3	59.8	55.6	50.7	43.0
90		61.8	56.5	52.1	45.6	40.3
85	优秀	59.3	54.2	49.3	43.2	38.2
80		57.1	51.6	46.7	41.2	36.1
75		55.2	49.2	45.0	39.7	34.5
70		53.7	48.0	43.9	38.2	32.9
65	良好	52.1	46.6	42.1	36.3	31.6
60		50.2	45.2	40.3	35.1	30.5
55		49.0	43.8	38.9	33.8	29.1
50		48.0	42.4	37.8	32.6	28.2
45	一般	46.5	41.3	36.7	31.6	27.2
40		44.9	39.6	35.7	30.7	26.6
35		43.5	38.5	34.6	29.5	25.7
30		41.9	37.4	33.3	28.4	24.6
25	差	40.1	35.9	31.9	27.1	23.7
20		38.1	34.1	30.5	26.1	22.4
15		35.4	32.7	29.0	24.4	21.2
10	极差	32.1	30.2	26.8	22.8	19.8
5		29.0	27.2	24.2	20.9	17.4
		(n=513)	(n=963)	(n=1327)	(n=1078)	(n=593)

注：n表示样本量。

表4-8　不同年龄人群的心肺耐力（以 VO_{2max} 表示）分级评价标准（女）

VO_{2max} 单位：ml/（kg·min）

百分位数	级别	20~29岁	30~39岁	40~49岁	50~59岁	60~69岁
95	出色	56.0	45.8	41.7	35.9	29.4
90	优秀	51.3	41.4	38.4	32.0	27.0
85		48.3	39.3	36.0	30.2	25.6
80		46.5	37.5	34.0	28.6	24.6
75	良好	44.7	36.1	32.4	27.6	23.8
70		43.2	34.6	31.1	26.8	23.1
65		41.6	33.5	30.0	26.0	22.0
60		40.6	32.2	28.7	25.2	21.2
55	一般	38.9	31.2	27.7	24.4	20.5
50		37.6	30.2	26.7	23.4	20.0
45		35.9	29.3	25.9	22.7	19.6
40		34.6	28.2	24.9	21.8	18.9
35	差	33.6	27.4	24.1	21.2	18.4
30		32.0	26.4	23.3	20.6	17.9
25		30.5	25.3	22.1	19.9	17.2
20		28.6	24.1	21.3	19.1	16.5
15	极差	26.2	22.5	20.0	18.3	15.6
10		23.9	20.9	18.8	17.3	14.6
5		21.7	19.0	17.0	16.0	13.4
		（n=410）	（n=608）	（n=843）	（n=805）	（n=408）

注：n表示样本量。

6.1　最大摄氧量测试

6.1.1　直接测试法

直接测试法又被称为实验室测试（Laboratory Measurement）。这种测试法下，受试者会佩戴专用仪器，在专门的跑步台上跑步，测试人员设置跑步台的速度，使受试者一直跑至力竭，最后用分析仪分析测试过程中受试者所呼出的气体量。最大摄氧量测定标准主要取决于三个因素：摄氧量不再继续增加而出现平台；成人呼吸商大于1.10，少儿呼吸商大于1.00；心率大于180次/分。三个因素中任意两个因素出现，都将确认最大摄氧量。但有时也有受试者未达到力竭程度的情况发生，此时选取测试过程中出现的最大值作为测试结果。

6.1.2　间接测试法（库珀12分钟跑）

间接测试法是库珀在20世纪中期提出来的，是一个非常经典的心肺耐力测试方法，不同年龄段、不同性别对应不同标准。一般情况下，受试者首先进行10分钟的热身运动，可以快走5分钟，然后做一些动态拉伸；然后进行12分钟跑，记录跑的距离，通过最大摄氧量的计算公式"$VO_{2max}=22.351 \times$ 距离 -11.288（距离的单位为千米）"，计算出最大摄氧量。学者们根据库珀12分钟跑成绩推算出个体最大摄氧量水平的评定分级标准，详见表4-9。还可以根据12分钟跑的距离来对心肺功能进行评价，跑的距离越远，表明心肺协同做功的能力越强。《ACSM运动测试与运动处方指南（第十版）》对不同年龄、不同性别的人群12分钟跑测试成绩提供了参考，详见表4-10和表4-11，其距离单位为英里（1英里=1609.344米），实际应用中需要进行单位换算。

表4-9　个体最大摄氧量水平的评定分级标准

12分钟跑的距离	评价等级	最大摄氧量/毫升/（千克·分）
>3600米	长跑运动员水平	70
3400米	运动员水平	67
3200米	大学生水平	62
2800米	优秀	55
2000~2799米	较好	45
1600~1999米	一般	30

表4-10 不同年龄的人群12分钟跑测试成绩参考（男）

距离单位：英里

百分位数	级别	20~29岁	30~39岁	40~49岁	50~59岁	60~69岁	70~79岁
99	极好	2.00	1.94	1.87	1.81	1.73	1.69
95		1.86	1.82	1.77	1.68	1.59	1.53
90	优秀	1.81	1.75	1.69	1.61	1.50	1.41
85		1.75	1.70	1.65	1.55	1.45	1.37
80		1.73	1.66	1.60	1.52	1.41	1.33
75	良好	1.66	1.62	1.56	1.48	1.38	1.29
70		1.63	1.59	1.53	1.45	1.35	1.26
65		1.61	1.57	1.51	1.42	1.33	1.23
60		1.58	1.54	1.49	1.40	1.30	1.21
55	一般	1.56	1.53	1.45	1.37	1.28	1.19
50		1.53	1.49	1.43	1.34	1.25	1.17
45		1.50	1.46	1.41	1.33	1.23	1.15
40		1.47	1.44	1.38	1.30	1.21	1.13
35	差	1.45	1.41	1.36	1.28	1.19	1.10
30		1.42	1.39	1.33	1.25	1.17	1.09
25		1.40	1.36	1.31	1.23	1.13	1.06
20		1.37	1.33	1.28	1.20	1.11	1.03
15	极差	1.33	1.29	1.25	1.17	1.07	1.00
10		1.28	1.25	1.21	1.13	1.03	0.95
5		1.20	1.18	1.13	1.06	0.97	0.89
1		1.05	1.05	1.01	0.95	0.86	0.82
		（n=2328）	（n=12730）	（n=18104）	（n=10627）	（n=2971）	（n=417）

注：n表示样本量。

表4-11 不同年龄的人群12分钟跑测试成绩参考（女）

距离单位：英里

百分位数	级别	20~29岁	30~39岁	40~49岁	50~59岁	60~69岁	70~79岁
99	极好	1.83	1.76	1.73	1.59	1.49	1.49
95		1.69	1.63	1.57	1.45	1.36	1.35
90	优秀	1.61	1.57	1.51	1.39	1.31	1.22
85		1.57	1.53	1.45	1.34	1.26	1.21
80		1.53	1.49	1.41	1.33	1.22	1.16
75	良好	1.49	1.45	1.39	1.29	1.21	1.14
70		1.46	1.41	1.37	1.27	1.18	1.13
65		1.45	1.38	1.33	1.24	1.17	1.12
60		1.41	1.36	1.31	1.22	1.14	1.10
55	一般	1.38	1.34	1.29	1.21	1.13	1.09
50		1.37	1.33	1.27	1.19	1.12	1.08
45		1.33	1.29	1.25	1.17	1.10	1.05
40		1.32	1.27	1.22	1.14	1.07	1.03
35	差	1.29	1.25	1.21	1.13	1.05	1.02
30		1.26	1.21	1.18	1.11	1.03	1.00
25		1.23	1.20	1.15	1.09	1.01	0.99
20		1.21	1.17	1.13	1.06	1.00	0.97
15	极差	1.17	1.13	1.10	1.03	0.98	0.93
10		1.13	1.09	1.05	1.00	0.95	0.91
5		1.08	1.03	1.01	0.95	0.92	0.86
1		0.97	0.95	0.93	0.87	0.86	0.78
		（n=1280）	（n=4257）			（n=1131）	（n=155）

注：n表示样本量。

6.2 最大摄氧量在指导健身锻炼时的应用

最大摄氧量是评价心肺耐力的金标准，它的值越大，表明心肺耐力越强。在日常进行健身锻炼时要根据身体状况和锻炼水平来选取相应的强度。在进行有氧运动时，强度通常以一定百分比的最大摄氧量表示。如以提升心肺耐力为运动目标时，通常采用50%~70%VO$_{2max}$的运动强度；若以保持和提升健康水平为目标，通常采用40%~60%VO$_{2max}$的运动强度。有氧运动的频率、强度、时长推荐值详见表4-12。

表4-12　有氧运动的频率、强度、时长推荐值

日常的运动水平/体能水平	频率/（天·周$^{-1}$）	强度		时长	
		%HRR或%VO$_{2R}$	自我感觉强度	每天时长/分	每周时长/分
久坐/偏低	3~5	30%~45%	低~中	20~30	60~150
没有运动的习惯	3~5	40%~55%	低~中	30~60	150~200
偶尔运动/一般	3~5	55%~70%	中~高	30~90	200~300
有运动习惯	3~5	65%~80%	中~高	30~90	200~300
经常大量运动/较高	3~5	70%~85%	较高~高	30~90	200~300

注：HRR（心率储备）=最大心率−静息心率；VO$_{2R}$（摄氧量储备）=最大摄氧量−安静时摄氧量。

选取不同的运动强度进行锻炼时，主要的供能物质不同。当运动强度低于50%最大摄氧量强度时，以脂肪代谢供能为主，糖的有氧代谢供能为辅；当运动强度超过50%最大摄氧量时，以糖的有氧代谢供能为主，脂肪代谢供能为辅；当运动强度超过85%最大摄氧量时，以糖的有氧代谢供能为主，糖酵解供能为辅；当运动强度超过100%最大摄氧量时，糖的有氧代谢供能占比逐渐减少，糖酵解供能占比逐渐增加。如果想要减肥，推荐进行中低强度（40%~60%VO$_{2max}$）的有氧运动，这个强度下单位时间内脂肪消耗最大，因此这个强度又被称为最大脂肪氧化强度。此时呼吸频率接近于20次/分，整体感觉比较轻松，运动的同时可以进行正常的交流。如果强度进一步升高，人体的供能形式会逐渐转化为以糖的有氧代谢为主。

表4-13 不同心率区间（运动强度）的供能形式

心率区间	体力负荷指数	体力负荷级别	速度	供能物质	供能系统	体能组成部分
I	60%~75%	轻松	慢	主要是脂肪	有氧	耐力
II	76%~85%	中	中	碳水化合物和脂肪的组合	有氧和无氧的组合	体力
III	86%~95%	困难	快	主要是碳水化合物	无氧	经济性
IV	96%~100%	非常困难	非常快	完全是碳水化合物	ATP-CP	速度

注：ATP-CP表示三磷酸腺苷－磷酸肌酸系统。

目前比较流行的马拉松运动，根据国际代谢当量（Metabolic Equivalent，MET）标准，摄氧量与速度存在明显的线性关系，因此可以通过最大摄氧量与配速之间的线性方程，预测跑者马拉松的最佳成绩。如最大摄氧量为38.5毫升/（千克·分）时，马拉松最短用时为4小时14分；而如果最大摄氧量提高到45毫升/（千克·分），马拉松最短用时可以达到3小时38分，已经非常接近精英跑者的水平。虽然这只是理论计算，但时间误差能控制在10~15分钟。在马拉松比赛中，通常选取的是65%~85% VO_{2max}的运动强度，这个强度又称为无氧阈强度，是乳酸产生和分解平衡的临界点。摄氧量超过无氧阈时，体内的乳酸会迅速积累，不利于运动的坚持，所以无氧阈强度是马拉松比赛的最佳强度之一，也是耐力训练的最佳强度之一。此时呼吸频率为30~40次/分，整体感觉比较累，呼吸略微急促。

7. 30秒30次蹲起

30秒30次蹲起是测试一般人及运动员机能的简易方法，要求以1秒1次的频率在30秒内完成30次蹲起。下蹲动作要求蹲至大腿与地面平行，即完成深蹲，且动作速度比较快。这个测试又叫作简易心功能测试。

按以下公式计算心功指数，其中 P_1 为测试前受试者安静状态下15秒的脉搏数 ×4，P_2 为测试后15秒的脉搏数 ×4，P_3 为测试完休息1分钟后15秒的脉搏数 ×4。

心功指数 =（P_1+P_2+P_3−200）/10。

30秒30次蹲起评价标准见表4-14。

表4-14　30秒30次蹲起评价标准

心功指数	≤ 0	0~5	6~10	11~15	≥ 16
评价	最好	较好	一般	较差	最差

8. 6分钟步行测试

6分钟步行测试（6 Minute Walking Test，6MWT）是由美国胸外科协会开发的一项亚最大运动测试，用于评估有氧能力和耐力，它于2002年正式推出，并附有一个全面的指南。美国胸外科协会将6分钟步行测试描述为一种功能状态或健康的测量方法，被用作心肺运动测试的替代方法。目前，6分钟步行测试已被美国胸外科协会/欧洲呼吸学会很好地标准化，并且是临床实践中常用的评估慢性肺病患者功能的测试。6分钟步行测试通过测量受试者6分钟内能够行走的最大距离，进而了解其心肺功能情况。受试者在30米长的平直路面上，尽可能快地行走6分钟，然后测量受试者在这6分钟里行走的距离，距离越短，心脏功能越弱。

9. 台阶试验

台阶指数是反映人体心血管系统功能的重要指数，台阶试验是评价心肺功能适应水平的方法（见图4-1）。台阶指数的值越大，则说明心血管系统的功能越强，反之亦然。测试时，受试者双腿轮流上下台阶，来测试心肺功能的适应水平。台阶试验的优点在于地点选取方便，室内即可进行，且对受试者没有太多要求，时间短，花费少（不需要贵重设备）。性别不同，台阶的高度设置也不同，男性设置在30厘米左右，女性在25厘米左右。如果受试者身高不同，台阶高度还可以再调节。

测试可按下列步骤进行。

（1）受试者需要一名搭档，搭档负责帮助受试者保持一定的上下台阶的节奏，以每分钟上下30次为宜，共测试3分钟。也可以让搭档用节拍器辅助受试者进行测试。受试者大概2秒上下台阶1次。注意，受试者双脚轮流上下台阶（例如，左脚上台阶，右脚上台阶，左脚下台阶，右脚下台阶），且上下台阶后双腿都要伸直，避免跳跃或用力蹬踩。

（2）受试者完成测试后，坐下，保持坐姿；测试者分别测量出下面3个时间段的脉搏数：坐下后1分钟至1分30秒的脉搏数、2分钟至2分30秒的脉搏数、3分钟至3分30秒的脉搏数。

根据测试的时间和3次测定的脉搏数计算出台阶指数，台阶指数越高，说明心肺耐力越强。成年人台阶试验（台阶指数）评分标准详见表4-15。

台阶指数=［踏跳台阶上下运动的持续时间（秒）×100］/［2×（3次测定脉搏数的和）］

表4-15　成年人台阶试验（台阶指数）评分标准

| 性别 | 年龄/岁 | 1分 | 2分 | 3分 | 4分 | 5分 |
		非常差	较差	一般	良好	优秀
男	20~24	42.1~46.1	46.2~52.0	52.1~58.0	58.1~67.6	>67.6
	25~29	42.1~46.1	46.2~51.9	52.0~58.3	58.4~68.1	>68.1
	30~34	41.4~46.1	46.2~52.2	52.3~58.3	58.4~68.1	>68.1

续表

性别	年龄/岁	1分 非常差	2分 较差	3分 一般	4分 良好	5分 优秀
男	35~39	41.3~46.1	46.2~52.2	52.3~58.7	58.8~68.1	>68.1
	40~44	37.8~46.5	46.6~53.5	53.6~59.9	60.0~70.2	>70.2
	45~49	35.5~46.3	46.4~53.5	53.6~60.3	60.4~70.2	>70.2
	50~54	31.5~45.8	45.9~53.5	53.6~59.9	60.0~69.7	>69.7
	55~59	29.9~44.7	44.8~53.2	53.3~59.9	60.0~69.7	>69.7
女	20~24	40.9~46.1	46.2~52.2	52.3~58.0	58.1~67.1	>67.1
	25~29	40.7~46.8	46.9~53.2	53.3~59.1	59.2~68.6	>68.6
	30~34	39.5~47.0	47.1~53.7	53.8~59.9	60.0~69.1	>69.1
	35~39	37.0~46.8	46.9~53.8	53.9~60.3	60.4~69.7	>69.7
	40~44	31.5~46.8	46.9~54.8	54.9~61.5	61.6~71.3	>71.3
	45~49	30.0~45.6	45.7~54.4	54.5~61.5	61.6~71.3	>71.3
	50~54	27.9~43.8	43.9~54.1	54.2~61.5	61.6~71.3	>71.3
	55~59	27.3~39.8	39.9~52.8	52.9~60.3	60.4~70.2	>70.2

第五部分

远离不会呼吸的痛

慢阻肺是一种较为常见的慢性呼吸疾病，目前是全世界第四大死亡原因，预计到2030年将成为第三大死亡原因。从《柳叶刀》杂志的"中国成人肺部健康研究"中可知，我国慢阻肺患者总人数约1亿，即每14个人中就有一人患慢阻肺，年龄越大，患病率越高，40岁以上人群患病率为13.7%，20岁以上、40岁及以下人群患病率有8.6%。慢阻肺作为一种常见的慢性呼吸疾病，其重要特征为不可逆气流受限，被称为"沉默的杀手"。

　　肺气肿及慢性支气管炎是诱发慢阻肺的主要原因。肺气肿多发生于肺部细支气管的末端与肺泡，因为呼吸道出现阻塞，氧气及二氧化碳无法顺利进出呼吸道，气体滞留引起肺部肿胀；患慢性支气管炎时，肺部支气管分泌的黏液增加，因呼吸道阻塞无法排出，呼吸道阻塞还会造成肺部支气管与肺泡长期反复处于炎症状态，若没有及时采取有效的干预措施，则会演变为全身心的疾病。此外，随着年龄的增加，心血管系统和呼吸系统会发生器质性和功能性退化。老年人的心肌收缩力减弱，导致心输出量降低，血管弹性减弱，血管外周阻力增大，血压升高。年龄增大，肺泡体积也会变大，肺的弹性支持结构退变，呼吸肌力量变小，同时随着肺功能减退，肺通气量、肺活量、动脉血氧含量等均降低，呼吸系统疾病的患病率提高。当呼吸系统的慢性疾病引发了不可逆的气流阻塞时，就会发展成慢阻肺，产生"不会呼吸的痛"。慢阻肺如果没有得到及时的治疗和控制，久而久之将演变成肺心病，还会累及全身其他系统。据统计，全球有6亿人患有慢阻肺，仅我国就有接近1亿的慢阻肺患者。慢阻肺虽然可怕，但其实是一种可以预防、可以控制的疾病。为了能够远离"不会呼吸的痛"，在日常生活中要养成良好的生活习惯，保证心肺功能的正常运作，从而保证机体有序进行氧气、营养物质的分配和废物的运输。

1. 远离慢阻肺，从戒烟开始

诱发慢阻肺的原因有很多，其中最主要的原因是呼吸道长期受到一些有毒、有害气体侵蚀，吸烟正是其中的一个重要致病因素。烟草燃烧时，烟雾中有几千种化学物质，包括焦油、一氧化碳和刺激性氧化气体等，其中有九大类约40种致癌物质。同时，吸烟对肺部的伤害也很大，会损害肺部气道和肺泡，引起多种肺部疾病。

2. 加强营养，提升免疫力

身体的营养状况会直接影响身体器官的结构及机能的发挥。机体中的各种组织，从上皮细胞到器官，甚至血液中的成分，都离不开蛋白质和其他多种营养素，它们构成了人体免疫功能的物质基础。合理膳食、均衡营养、健康生活是保证良好免疫力的方法。

对于老年人来说，合理膳食、均衡营养、提升免疫力十分重要。老年人的基础代谢率下降，能量的消耗、日常活动量都下降，使身体器官进入衰退期，比如消化能力变弱、心脑血管能力降低、肌肉萎缩、瘦组织量减少等。如果没有得到充足的营养补充，老年人容易出现贫血以及免疫力下降等现象，患上呼吸道感染等各种疾病，影响健康水平，降低生活质量。因此，日常膳食应满足机体健康需求，保证蛋白质、矿物质、维生素等营养素的摄入充足。每种营养素发挥的作用都是不同的。如蛋白质是维持机体免疫功能的重要物质基础，参与构成上皮、黏膜、胸腺、肝、脾等组织器官及血清中的抗体和补体；多种维生素及矿物质都作用于体液免疫和细胞免疫，并最终有助于提升抗感染和抗肿瘤能力。免疫水平高，可以减少或者避免感冒等呼吸道疾病的发生，可以从根本上规避慢阻肺的诱因。

3. 科学锻炼，增强体质

生命在于运动，坚持运动可以帮助我们延缓衰老和促进健康。合理的体育活动会加速血液循环，使氧气供应增多，满足器官的需要，提升器官动能，加速新陈代谢，从而使机体的老年性退变进程变慢。

对于慢阻肺患者的锻炼，主要强调功能性锻炼。锻炼的时候应遵循循序渐进的原则。锻炼之前要做好热身，选择适合自己的运动项目。锻炼的强度以身心愉悦、微微出汗为标准，运动负荷不宜过大。在适应一段时间后，如果需要增加运动负荷，可以在不改变运动形式的基础上，先增加运动量后增加运动强度，如散步的时候增加时间、加大步幅、加快步频或者增加摆臂等。在进行锻炼的时候也可以配合一些主观感受或者心率等简易指标评估锻炼效果，如通过锻炼前后爬楼梯的层数变化、锻炼前后爬同层楼梯呼吸的变化（是更急促还是更缓和）、锻炼前后食欲或者睡眠状况的变化等来量化评价锻炼效果。

4. 预防肥胖，做好体重管理

肥胖会阻碍人体很多功能的正常发挥，对呼吸功能来说也是如此。肥胖会导致腹部内脏脂肪与腹部皮下脂肪的堆积，限制膈肌运动，使其没有足够的下降空间。胸部脂肪的加厚，也会使胸廓变厚或偏移，呼吸肌的活动受限。肺换气、呼吸肌的力量和耐力、机体对呼吸的控制，都会因为肥胖而受到影响。肥胖还会引起血液总量的提升，增加心脏负担；肥胖引起的心室肌肉代偿性肥厚，会造成心肌收缩能力下降，使心脏功能进一步下降；此外肥胖还会引发高血压、高血脂等疾病，这些并发症又会影响心脏功能。具体地说，高血压患者的血管经常处于收缩状态，导致心脏负担过重；高血脂患者的动脉内壁容易出现脂斑，变得不光滑；高血糖患者容易出现血液黏稠度增加，而血液黏稠度高会增大血液流动时的阻力。这些改变均会增加心脏的负担。所以，肥胖者更容易患心脏疾病，如心绞痛、心肌梗死以及心律失常等，更有甚者还会猝死。但是，过瘦也不利于我们的心肺功能。有研究显示，BMI越低，发生慢阻肺的概率就越高。因此，我们应当通过饮食、运动等形式对我们的BMI加以调节和控制。BMI的计算公式为：

$$BMI=体重（kg）/身高（m）^2$$

BMI为18.5~23.9kg/m^{2}时为正常，BMI为24~27.9kg/m^{2}时为超重，BMI大于等于28kg/m^{2}时为肥胖。

5. 定期进行肺功能检查

对于呼吸系统的健康来说，定期进行肺功能检查非常有必要。肺功能是慢性呼吸道疾病诊断的金标准，定期检查有助于早发现、早诊断、早干预，是预防和控制慢阻肺最有效、最经济的手段。40岁以上的成年人建议每年或者每半年进行一次肺功能检查，对机体的肺容积功能和肺通气功能进行测试和评价。

肺容积可反映肺内的气体容纳量，受试者需要做出不同幅度的呼吸动作，来测试肺的容量改变，协助评价肺功能。其主要的测试指标包括肺活量、肺总量、深吸气量、潮气量、功能残气量、补吸气量、补呼气量、残气量等。其中肺活量是最常见的指标，它能反映呼吸功能的潜在能力。一般来说，肺活量越大的人，身体供氧能力越强。35岁以后随着年龄增长，肺活量开始下降，而肺活量下降会导致人体供氧能力下降5%~10%，器官老化也随之加速。但如果我们能长期坚持科学的体育锻炼，则可以明显提高心肺功能，减缓人体衰老。很多从事有氧运动（如长跑、游泳等）的运动员的生理年龄比实际年龄小，即使到了四五十岁，其肺活量也不输于二十多岁的人。

肺通气是动态过程，是空气进入肺泡、废气被排出肺泡的过程。常用的分析指标有静息通气量、肺泡通气量、最大通气量、时间肺活量及一些流速指标。肺通气过程发生于肺与体外环境之间。因此，在进行体育锻炼的时候应当关注我们的肺通气功能，避免出现因肺通气功能受限，血液中的二氧化碳含量过度增加，而出现高碳酸血症，诱发肺气肿、阻塞性肺疾病以及睡眠呼吸暂停等疾病。此外，肺通气功能受限还会引起肺内压力过大，导致肺部的循环阻力增加，右心负荷增大的症状，当右心长期处于高负荷状态时，会出现右心扩大的症状，严重时还会引发心肌肥厚，甚至引起心功能不全，导致右心衰。因此一般在出现呼吸系统疾病的时候不建议做高负荷的运动，避免诱发相关疾病。英国拉夫堡大学体育健康科学学院教授迈克尔·格里森提出了一个"以颈部为界"的锻炼原则：如果症状出现的位置高于颈部，如流鼻涕、喉咙痛或者鼻塞，那么适度锻炼、挥洒点汗水是可以的；如果症状出现的位置在颈部以下，例如咳嗽、胸闷、恶心或者髋关节疼痛，那么就要避免剧烈运动，选取散步等形式的低负荷活动。

参考文献

[1] BROWN P I, SHARPE G R, JOHNSON M A. Inspiratory muscle training reduces blood lactate concentration during volitional hyperpnoea[J]. Eur J Appl Physiol, 2008, 104(1): 111-117.

[2] VERGES S, NOTTER D, SPENGLER C M. Influence of diaphragm and rib cage muscle fatigue on breathing during endurance exercise[J]. Respir Physiol Neurobiol, 2006, 154(3): 431-442.

[3] ROMER L M, POLKEY M I. Exercise-induced respiratory muscle fatigue: implications for performance[J]. J Appl Physiol (1985), 2008, 104(3): 879-888.

[4] DEMPSEY J A, ROMER L, RODMAN J, et al. Consequences of exercise-induced respiratory muscle work[J]. Respir Physiol Neurobiol, 2006, 151(2/3): 242-250.

[5] 樊云彩. 单次体能训练前后花样游泳运动员吸气肌肌力相关指标的变化研究 [C]//第十届全国体育科学大会论文摘要汇编. 杭州：中国体育科学学会，2015: 354.

[6] 史明政. 特异性吸气肌准备活动改善女子足球运动员肌氧含量和间歇冲刺运动能力 [J]. 中国体育科技，2017, 53(5): 60-68.

[7] VOLIANITIS S, MCCONNELL A K, KOUTEDAKIS Y, et al. Specific respiratory warm-up improves rowing performance and exertional dyspnea[J]. Med Sci Sports Exerc, 2001, 33(7): 1189-1193.

[8] 陈长芳，梅桃桃，陈秀利，等. 长期最大负荷吸气肌训练改善稳定期COPD患者吸气肌力和生活质量[J]. 南京医科大学学报（自然科学版），2016, 36(3): 350-352.

[9] 郑江南，肖颖，邹兆华，等. 吸气肌训练在慢性阻塞性肺疾病中的康复效果评价 [J]. 天津医药，2019, 47(7): 735-738.

[10] 徐建红，施加加. 渐进阻荷吸气肌训练对慢性阻塞性肺疾病患者的影响 [J]. 中国康复，2014, 29(5): 375-376.

[11] 黄玉霞，陈宜泰，徐文慧，等. 比较单一吸气肌和呼吸肌联合阈值负荷锻炼在慢性阻塞性肺疾病肺康复中的效果：随机对照试验 [J]. 中国康复医学杂志，2018, 33(8): 975-978.

[12] CHARUSUSIN N, GOSSELINK R, DECRAMER M, et al. Randomised controlled trial of adjunctive inspiratory muscle training for patients with COPD[J]. Thorax, 2018, 73(10): 942-950.

[13] LANGER D, CIAVAGLIA C, FAISAL A, et al. Inspiratory muscle training reduces diaphragm activation and dyspnea during exercise in COPD[J]. J Appl Physiol (1985), 2018, 125(2): 381-392.

[14] WEINER P, WEINER M. Inspiratory muscle training may increase peak inspiratory flow in chronic obstructive pulmonary disease[J]. Respiration, 2006, 73(2): 151-156.

[15] SÁNCHEZ R H, MONTEMAYOR R T, ORTEGA R F, et al. Inspiratory muscle

training in patients with COPD: effect on dyspnea, exercise performance, and quality of life[J]. Chest, 2001, 120(3): 748-756.

[16] LISBOA C, VILLAFRANCA C, LEIVA A, et al. Inspiratory muscle training in chronic airflow limitation: effect on exercise performance[J]. Eur Respir J, 1997, 10(3): 537-542.

[17] SCHULTZ K, JELUSIC D, WITTMANN M, et al. Inspiratory muscle training does not improve clinical outcomes in 3-week COPD rehabilitation: results from a randomised controlled trial[J]. Eur Respir J, 2018, 51(1): 1-11.

[18] WEINER P, AZGAD Y, GANAM R. Inspiratory muscle training combined with general exercise reconditioning in patients with COPD[J]. Chest, 1992, 102(5): 1351-1356.

[19] HILL K, JENKINS S C, PHILIPPE D L, et al. High-intensity inspiratory muscle training in COPD[J]. Eur Respir J, 2006, 27(6): 1119-1128.

[20] NIKOLETOU D, MAN W D, MUSTFA N, et al. Evaluation of the effectiveness of a home-based inspiratory muscle training programme in patients with chronic obstructive pulmonary disease using multiple inspiratory muscle tests[J]. Disabil Rehabil, 2016, 38(3): 250-259.

[21] WU W, GUAN L, ZHANG X, et al. Effects of two types of equal-intensity inspiratory muscle training in stable patients with chronic obstructive pulmonary disease: A randomised controlled trial[J]. Respir Med, 2017, 132: 84-91.

[22] CHUANG H Y, CHANG H Y, FANG Y Y, et al. The effects of threshold inspiratory muscle training in patients with chronic obstructive pulmonary disease: A randomised experimental study[J]. J Clin Nurs, 2017, 26(23/24): 4830-4838.

[23] BEAUMONT M, MIALON P, LE B C, et al. Effects of inspiratory muscle training on dyspnoea in severe COPD patients during pulmonary rehabilitation: controlled randomised trial[J]. Eur Respir J, 2018, 51(1): 1-9.

[24] XU W, LI R, GUAN L, et al. Combination of inspiratory and expiratory muscle training in same respiratory cycle versus different cycles in COPD patients: a randomized trial[J]. Respir Res, 2018, 19(1): 225.

[25] TAYLOR B J, BOWEN T S. Respiratory Muscle Weakness in Patients with Heart Failure: Time to Make It a Standard Clinical Marker and a Need for Novel Therapeutic Interventions?[J]. J Card Fail, 2018, 24(4): 217-218.

[26] 史瑜, 徐静娟, 吴文君, 等. 快吸慢呼训练对提高慢性心力衰竭患者运动耐力的效果观察[J]. 中华护理杂志, 2016, 51(10): 1161-1165.

[27] 潘青芹. 快吸慢呼康复训练对改善慢性心力衰竭患者运动耐力的效果观察[J]. 中国医学工程, 2017, 25(5): 48-52.

[28] BOSNAK G M, ARIKAN H, SAVCI S, et al. Effects of inspiratory muscle training in patients with heart failure[J]. Respir Med, 2011, 105(11): 1671-1681.

[29] DALL A P, CHIAPPA G R, GUTHS H, et al. Inspiratory muscle training in patients with heart failure and inspiratory muscle weakness: a randomized trial[J]. J Am Coll Cardiol, 2006, 47(4): 757-763.

[30] MARCO E, RAMIREZ S A L, COLOMA A, et al. High-intensity vs. sham inspi-ratory muscle training in patients with chronic heart failure: a prospective rando-mized trial[J]. Eur J Heart Fail, 2013, 15(8): 892-901.

[31] LAGE S M, PEREIRA D A G, NEPOMUCENO A L C M, et al. Efficacy of inspi-ratory muscle training on inspiratory muscle function, functional capacity, and quality of life in patients with asthma: A randomized controlled trial[J]. Clin Rehabil, 2021, 35(6): 870-881.

[32] LOPEZ-DE-URALDE V I, CANDELAS F P, DEDIEGO C B, et al. The effec-tiveness of combining inspiratory muscle training with manual therapy and a therapeutic exercise program on maximum inspiratory pressure in adults with asthma: a randomized clinical trial[J]. Clin Rehabil, 2018, 32(6): 752-765.

[33] DURUTURK N, ACAR M, DOGRUL M I. Effect of Inspiratory Muscle Training in the Management of Patients With Asthma: A RANDOMIZED CONTROLLED TRIAL[J]. J Cardiopulm Rehabil Prev, 2018, 38(3): 198-203.

[34] TURNER L A, MICKLEBOROUGH T D, MCCONNELL A K, et al. Effect of inspiratory muscle training on exercise tolerance in asthmatic individuals[J]. Med Sci Sports Exerc, 2011, 43(11): 2031-2038.

[35] SHAW B S, SHAW I. Pulmonary function and abdominal and thoracic kinematic changes following aerobic and inspiratory resistive diaphragmatic breathing training in asthmatics[J]. Lung, 2011, 189(2): 131-139.

[36] 徐蕊, 何瑞波, 汤静. 高强度吸气肌抗阻训练对支气管扩张患者运动能力及生活质量的影响[J]. 中华物理医学与康复杂志, 2022, 44(1): 52-56.

[37] 华玲, 王志, 许忠梅, 等. 阈值压力负荷吸气肌训练对帕金森病患者呼吸功能的影响[J]. 中国康复, 2021, 36(9): 538-541.

[38] 冯慧, 潘化平, 朱丽, 等. 床边深度呼吸训练可改善晚期帕金森病病人吸气肌功能和日常生活能力[J]. 实用老年医学, 2017, 31(11): 1065-1068.

[39] 刘西花, 杨玉如, 李晓旭, 等. 吸气肌训练联合膈肌抗阻训练对脑卒中患者运动和平衡功能的影响[J]. 中华物理医学与康复杂志, 2022, 44(9): 788-791.

[40] 于美庆, 刘文辉, 王丛笑, 等. 综合呼吸训练对脑卒中偏瘫患者平衡及运动功能的影响[J]. 中国康复医学杂志, 2021, 36(9): 1101-1106.

[41] 郝世杰, 庄贺, 刘西花, 等. 综合呼吸训练对脑卒中患者运动性构音障碍的影响[J]. 中国康复, 2022, 37(5): 263-266.

[42] 王超臣, 杨宇, 冉启杰, 等. 呼吸肌康复训练用于新冠肺炎治疗的探讨[J]. 人民军医, 2020, 63(4): 358-361.

[43] ENRIGHT S J, UNNITHAN V B, HEWARD C, et al. Effect of high-intensity

inspiratory muscle training on lung volumes, diaphragm thickness, and exercise capacity in subjects who are healthy[J]. Phys Ther, 2006, 86(3): 345-354.

[44] 帅贞瑜, 吴晓薇, 刘昊扬, 等. 8周吸气肌抗阻训练提高青年男性有氧运动能力的可行性研究[J]. 中国运动医学杂志, 2022, 41(3): 173-178.

[45] ROMER L M, MCCONNELL A K, JONES D A. Inspiratory muscle fatigue in trained cyclists: effects of inspiratory muscle training[J]. Med Sci Sports Exerc, 2002, 34(5): 785-792.

[46] TURNER L A, TECKLENBURGLUNG S L, CHAPMAN R F, et al. Inspiratory muscle training lowers the oxygen cost of voluntary hyperpnea[J]. J Appl Physiol (1985), 2012, 112(1): 127-134.

[47] CHANG Y C, CHANG H Y, HO C C, et al. Effects of 4-Week Inspiratory Muscle Training on Sport Performance in College 800-Meter Track Runners[J]. Medicina (Kaunas), 2021, 57(1): 1-8.

[48] GETHING A D, WILLIAMS M, DAVIES B. Inspiratory resistive loading improves cycling capacity: a placebo controlled trial[J]. Br J Sports Med, 2004, 38(6): 730-736.

[49] ROMER L M, MCCONNELL A K, JONES D A. Effects of inspiratory muscle training upon recovery time during high intensity, repetitive sprint activity[J]. Int J Sports Med, 2002, 23(5): 353-360.

[50] 金哲, 王琼. 吸气肌训练在有氧运动中应用的现状[J]. 体育科技, 2018, 39(3): 24-25.

[51] 范继文, 孟志军. 8周吸气肌训练对女子皮划艇运动员运动表现的影响[J]. 中国体育教练员, 2021, 29(3): 41-43, 50.

[52] 祁耀. 吸气肌训练对手球运动员肺功能和有氧耐力影响的实验研究[D] 苏州: 苏州大学, 2017.

[53] VOLIANITIS S, MCCONNELL A K, KOUTEDAKIS Y, et al. Inspiratory muscle training improves rowing performance[J]. Med Sci Sports Exerc, 2001, 33(5): 803-809.

[54] SEGIZBAEVA M O, TIMOFEEV N N, DONINA Z A, et al. Effects of inspiratory muscle training on resistance to fatigue of respiratory muscles during exhaustive exercise[J]. Adv Exp Med Biol, 2015, 840: 35-43.

[55] BROWN S, KILDING A E. Exercise-induced inspiratory muscle fatigue during swimming: the effect of race distance[J]. J Strength Cond Res, 2011, 25(5): 1204-1209.

[56] KIPPELEN P, ANDERSON S D. Airway injury during high-level exercise[J]. Br J Sports Med, 2012, 46(6): 385-390.

[57] DICKINSON J, WHYTE G, MCCONNELL A. Inspiratory muscle training: a simple cost-effective treatment for inspiratory stridor[J]. Br J Sports Med, 2007, 41(10): 694-695.

[58] GUY J H, EDWARDS A M, DEAKIN G B. Inspiratory muscle training improves exercise tolerance in recreational soccer players without concomitant gain in soccer-

specific fitness[J]. J Strength Cond Res, 2014, 28(2): 483-491.

[59] REHDER S P, ABREU R M, SIGNINI É F, et al. Moderate- and High-Intensity Inspiratory Muscle Training Equally Improves Inspiratory Muscle Strength and Endurance-A Double-Blind Randomized Controlled Trial[J]. Int J Sports Physiol Perform, 2021, 16(8): 1111–1119.

[60] KATAYAMA K, GOTO K, OHYA T, et al. Effects of Respiratory Muscle Endu-rance Training in Hypoxia on Running Performance[J]. Med Sci Sports Exerc, 2019, 51(7): 1477-1486.

[61] TOWERS E, MORRISON T A, DEMAR J, et al. Acute and daily effects of repeated voluntary hyperpnea on pulmonary function in healthy adults[J]. Eur J Appl Physiol, 2020, 120(3): 625-633.

[62] HOLM P, SATTLER A, FREGOSI R F. Endurance training of respiratory muscles improves cycling performance in fit young cyclists[J]. BMC Physiol, 2004, 4(9):1-14.

[63] VERGES S, BOUTELLIER U, SPENGLER C M. Effect of respiratory muscle endurance training on respiratory sensations, respiratory control and exercise performance: a 15-year experience[J]. Respir Physiol Neurobiol, 2008, 161(1): 16-22.

[64] VERGES S, LENHERR O, HANER A C, et al. Increased fatigue resistance of respiratory muscles during exercise after respiratory muscle endurance training[J]. Am J Physiol Regul Integr Comp Physiol, 2007, 292(3): R1246-R1253.

[65] SPENGLER C M, ROOS M, LAUBE S M, et al. Decreased exercise blood lactate concentrations after respiratory endurance training in humans[J]. Eur J Appl Physiol Occup Physiol, 1999, 79(4): 299-305.

[66] STUESSI C, SPENGLER C M, KNOPFLI L C, et al. Respiratory muscle endurance training in humans increases cycling endurance without affecting blood gas concentrations[J]. Eur J Appl Physiol, 2001, 84(6): 582-586.

[67] FAIRBARN M S, COUTTS K C, PARDY R L, et al. Improved respiratory muscle endurance of highly trained cyclists and the effects on maximal exercise performance[J]. Int J Sports Med, 1991, 12(1): 66-70.

[68] VASICKOVA J, NEUMANNOVA K, SVOZIL Z. The Effect of Respiratory Muscle Training on Fin-Swimmers' Performance[J]. J Sports Sci Med, 2017, 16(4): 521-526.

[69] HAJ G B, YAMABAYASHI C, BUNA T R, et al. Effects of respiratory muscle training on performance in athletes: a systematic review with meta-analyses[J]. J Strength Cond Res, 2013, 27(6): 1643-63.

[70] KERAMIDAD M E, DEBEVEC T, AMON M, et al. Respiratory muscle endurance training: effect on normoxic and hypoxic exercise performance[J]. Eur J Appl Physiol, 2010, 108(4): 759-769.

[71] WELLS G D, PLYLEY M, THOMAS S, et al. Effects of concurrent inspiratory and

expiratory muscle training on respiratory and exercise performance in competitive swimmers[J]. Eur J Appl Physiol, 2005, 94(5-6): 527-540.

[72] UEMURA H, LUNDGREN C E, RAY A D, et al. Effects of different types of respiratory muscle training on exercise performance in runners[J]. Mil Med, 2012, 177(5): 559-566.

[73] ILLI S K, HELD U, FRANK I, et al. Effect of respiratory muscle training on exercise performance in healthy individuals: a systematic review and meta-analysis[J]. Sports Med, 2012, 42(8): 707-724.

[74] VERGES S, RENGGLI A S, NOTTER D A, et al. Effects of different respiratory muscle training regimes on fatigue-related variables during volitional hyperpnoea[J]. Respir Physiol Neurobiol, 2009, 169(3): 282-290.

[75] WYLEGALA J A, PENDERGAST D R, GOSSELIN L E, et al. Respiratory muscle training improves swimming endurance in divers[J]. Eur J Appl Physiol, 2007, 99(4): 393-404.

[76] PATEL M S, HART N, POLKEY M I. CrossTalk proposal: training the respiratory muscles does not improve exercise tolerance[J]. J Physiol, 2012, 590(15): 3393-3395.

[77] JOHNSON B D, BABCOCK M A, SUMAN O E, et al. Exercise induced diaphragmatic fatigue in healthy humans[J]. Physiol, 1993, 460: 385-405.

[78] MADOR M J, MAGALANG U J, RODIS A, et al. Diaphragmatic fatigue after exercise in healthy human subjects[J]. Am. Rev. Respir, 1993, 148: 1571-1575.

[79] BOUTELLIER U, BCHEL R, KUNDERT A, et al. The respiratory system as an exercise limiting factor in normal trained subjects[J]. European Applied Physiology, 1992, 65: 347- 353.

[80] CHRISTINA M, SPENGLER R M，et al. Decreased exercise blood lactate concentrations after respiratory endurance training in humans[J]. Eur J Physiol, 1999, 79(4): 299-305.

[81] 王瑞元，苏全生. 运动生理学 [M]. 北京：人民体育出版社，2012.

[82] 安江红，樊云彩，赵之光. 利用便携式呼吸肌训练仪提升运动员呼吸肌力的应用研究 [C]// 全国竞技体育科学论文报告会论文摘要集. 沈阳：中国体育科学学会，2013：407-408.

[83] 孙凯利，颜智，曹文渊. 优秀女子中长跑运动员冬训期呼吸肌训练效果观察 [J]. 中国运动医学杂志，2013, 32(12): 1114.

[84] 赵凡，樊云彩. 呼吸肌训练对备战全运会优秀古典跤运动员肺功能的影响 [J]. 第四届（2016）全国运动生理与生物化学学术会议——运动·体质·健康论文摘要汇编：49-50.

[85] GETHUNG A D, WILLIAMS M, DAVIES B. Inspiratory resistive loading improves cycling capacity: a placebo controlled trial[J]. Br J Sports Med, 2004, 38: 730-736.

[86] 赵敬国，朱同乐，曹丽凤.吸气肌训练对健康大学生 VO_{2peak}、肺功能及运动能力的影响[J].吉林体育学院学报，2010, 26(3): 62-64.

[87] 纪树国，高和，曾泽戊.飞行员呼吸肌功能和强化训练系列研究综合报告[J].空军总医院学报，1996, 12(3): 141-144.

[88] 王善祥，刘瑛琼，门海燕.呼吸肌训练对飞行员心脑血管功能的影响[J].中国疗养医学，2002, 11(3): 41-42.

[89] 黄兴.吴昊.黎健冰.呼吸肌群专门训练对优秀女子赛艇运动员有氧耐力和激素水平的影响[J].中国运动医学杂志，2009, 28(4), 377-379.

[90] 胡静，赵之光.呼吸肌训练对游泳运动员肺功能的影响[C]// 全国竞技体育科学论文报告会论文摘要集.沈阳：中国体育科学学会，2013: 422.

[91] 赵越越，赵之光.游泳运动员单次大负荷训练课前后呼吸肌相关指标的变化研究[C]// 全国竞技体育科学论文报告会论文摘要集.沈阳：中国体育科学学会，2013: 423-424.

[92] STEPHANIE J E, VISWANATH B U, et al. Effect of high-intensity Inspiratory muscle training on lung volumes, diaphragm thickness, and exercise capacity in subjects who are healthy[J]. Physical Therapy, 2006, 86(3): 345-354.

[93] 徐婷.八周呼吸肌训练对拉丁舞运动员身体稳定性的影响[D].北京：北京体育大学，2017.

[94] AMY E. DOWNEY, LEONIE M. Chenoweth, Dana K, et al. Amy E. Downey, Leonie M. Chenoweth, Dana K. Effects of inspiratory muscle training on exercise responses in normoxia and hypoxia[J]. Respiratory Physiology and Neurobiology, 2007, 156(2): 137-146.

[95] PETER I B, GRAHAM R S, MICHAEL A J. Inspiratory muscle training reduces blood lactate concentration during volitional hyperpnoea[J]. Eur J Appl Physiol, 2008, 104(1): 111–117.

[96] SPENGLER C M, ROOS M, LAUBE SM., et al. Decreased exercise blood lactate concentrations after respiratory endurance training in humans. Eur. J. Appl. Physiol. 79: 299–305, 1999.

[97] LEE M R, ALISON K. M, DAVID A J. Inspiratory muscle fatigue in trained cyclists: effects of inspiratory muscle training[J]. Med Sci Sports Exerc. 2002，34(5): 785-792.

[98] ROMER, LM, MCCONNELL A K, JONES D A. Effects of inspiratory muscle training on time-trial performance in trained cyclists[J]. Journal of Sports Sciences, 2002, 20(7): 547-562.

[99] ROMER, L M, MCCONNELL A K, JONES D A. Effects of inspiratory muscle training upon recovery time during high intensity, repetitive sprint activity[J]. Int J Sports Med, 2002, 23(5): 353-360.

[100] MICHAEL E M, URS B S, RICHARDM S，et al. Hyperpnea training attenuates

peripheral chemosensitivity and improves cycling endurance[J]. Journal of Experimental Biology, 2002, 205(24): 3937-3943.

[101] FAIRBARN M S, COUTTTS K C, PARDY R L, et al. Improved respiratory muscle endurance of highly trained cyclists and the effects on maximal exercise perfor-mance[J]. Sports Med, 1991, 12: 66-70.

[102] STUESSI C, SPENGLER C M, KNÊPFLI L C, et al. Respiratory muscle endurance training in humans increases cycling endurance without affecting blood gas concentrations[J]. Eur J Appl Physiol, 2001, 84(6): 582-586.

[103] D A SONETTI, T J WETTER, D F PEGELOW, et al. Effects of respiratory muscle training versus placebo on endurance exercise performance[J]. Respir Physiol, 2001, 127(2/3): 185-199.

[104] VOLIANITIS S, MCCONNELL A K, KOUTEDAKIS Y, et al. Specific respira-tory warm-up improves rowing performance and exertional dyspnea[J]. Medicine and Science in Sports and Exercise, 2001, 33(7): 1189-1193.

[105] KLUSIEWICZ A, BORKOWSKI L, ZDANOWICZ R, et al. The inspiratory muscle training in elite rowers[J]. Sports Med Phys Fitness, 2008, 48(3): 279-284.

[106] SPENGLER C M, BOUTELLIER U. Consider Training your respiration[J].News Physiol Sci., 2000, 15: 101-105.

[107] 朱那. 吸气肌热身对于越野滑雪运动员运动表现的影响[J]. 冰雪运动, 2022, 44(1): 42-45.

[108] 樊云彩, 李敏, 邓羽. 吸气肌专项训练对提升花样游泳运动员专项运动能力的效果研究[C]//第十二届全国体育科学大会论文汇编. 日照：中国体育科学学会, 2022：269-270.

[109] 任晨. 闭气训练对高校高水平游泳运动员呼吸机能与竞技能力的影响[D]. 北京：北京体育大学, 2019.

[110] 王瑞元, 苏全生. 运动生理学[M]. 北京：人民体育出版社, 2012.

[111] 马若君. 呼吸肌训练对游泳儿童呼吸机能及有氧耐力影响实验研究[D]; 银川：宁夏大学, 2022.

[112] LI T, CAI W, ZHAN J. Numerical Investigation of Swimmer's Gliding Stage with 6-DOF Movement[J]. PLoS One, 2017, 12(1).

[113] YANG J, LI T, CHEN Z, et al. Hydrodynamic Characteristics of Different Undulatory Underwater Swimming Positions Based on Multi-Body Motion Numerical Simulation Method[J]. Int J Environ Res Public Health, 2021, 18(22): 12263.

[114] 陈洁星, 温宇红, 沈思佳, 等. 游泳减阻与推进力技术优化研究进展[J]. 体育科学, 2021, 41(8): 79-86.

[115] PACHOLAK S, HOCHSTEIN S, RUDERT A, et al. Unsteady flow phenomena in human undulatory swimming: a numerical approach[J]. Sports Biomech, 2014,

13(2): 176-194.

[116] 赵庆厚. 现代呼吸病的诊断治疗进展[M]. 北京：中国纺织出版社，2020.

[117] 钟南山，刘又宁. 呼吸病学[M]. 北京：人民卫生出版社，2012.

[118] 何权瀛. 呼吸内科诊疗常规[M]. 北京：中国医药科技出版社，2020.

[119] 贺蓓，周新. 呼吸系统疾病诊疗基础[M]. 北京：中国医药科技出版社，2018.

[120] 王胜昱，李亚军. 实用临床呼吸治疗手册[M]. 西安：世界图书出版公司西安有限公司，2017.

[121] 王辰，梁宗安. 呼吸治疗教程[M]. 北京：人民卫生出版社，2010.

[122] 比奇. 呼吸解剖与生理学[M]. 李亚军，王胜昱，译. 西安：世界图书出版公司，2014.

[123] 北京协和医院. 北京协和医院医疗诊疗常规：呼吸内科诊疗常规[M]. 2版. 北京：人民卫生出版社，2012.

[124] 麦基翁. 学会呼吸[M]. 李相哲，胡萍，译. 北京：中国友谊出版公司，2019.

[125] 卡莱-热尔曼. 呼吸运动全书[M]. 刘菁，译. 北京：北京科学技术出版社，2021.

[126] 内斯特. 呼吸革命[M]. 田园，译. 成都：四川科学技术出版社. 2021.

[127] REN J S , MARTIN L, KEN C, et al.. Effect of flow-resistive inspiratory loading on pulmonary and respiratory muscle function in sub-elite swimmers[J]. Sports Med Phys Fitness, 2016, 56: 392–398.

[128] SABINE K I，ULRIKE H, IRENE F, et al. Effect of respiratory muscle training on exercise performance in healthy individuals: a systematic review and meta-analysis[J]. Sports Med, 2012, 42(8): 707–724.

[129] RAMSOOK A H, SEON Y M, SCHAEFFER M R, et al. Effects of inspiratory muscle training on respiratory muscle electromyography and dyspnea during exercise in healthy men[J]. Appl Physiol, 2017. 122(5): 1267–1275.

[130] FERIANI D J, COELHO H J, SCAPINI K B, et al. Effects of inspiratory muscle exercise in the pulmonary function, autonomic modulation, and hemodynamic variables in older women with metabolic syndrome[J]. Exerc Rehabil, 2017, 13(2): 218–226.

[131] KARINE L, WINLAW D, SELVADURAI H, et al. Inspiratory Muscle Training Is Associated With Improved Inspiratory Muscle Strength, Resting Cardiac Output, and the Ventilatory Efficiency of Exercise in Patients With a Fontan Circulation[J]. Am Heart Assoc, 2017, 6(8):1-8.

[132] PRISCILA R M, GRAZI M G, SUELLEN B, et al. Inspiratory muscle training reduces sympathetic nervous activity and improves inspiratory muscle weakness and quality of life in patients with chronic heart failure: a clinical trial[J]. Cardiopulm Rehabil Prev, 2012, 32(5): 255–261.

[133] 威士门，汉森，苏，等. 心肺运动试验的原理及其解读——病理生理及临床应用 [M]. 孙兴国，译. 北京：科学出版社，2008.

[134] 张鸣生. 呼吸康复 [M]. 北京：人民卫生出版社，2019.

[135] 谢敏豪，李红娟，王正珍，等. 心肺耐力：体质健康的核心要素——以美国有氧中心纵向研究为例 [J]. 北京体育大学学报，2011, 34(2): 7.

[136] 美国运动医学学会. ACSM 运动测试与运动处方指南：第十版 [M]. 王正珍，译. 北京：北京体育大学出版社，2019.

[137] 樊云彩，徐宏婷，刘勇. 8 周吸气肌渐进抗阻训练对提升花样游泳青少年运动员心肺耐力的效果研究 [J]. 南京体育学院学报，2023, 22(11): 35-42.

[138] 樊云彩，闫琪，李敏. 4 周高强度间歇训练对优秀花样游泳运动员专项运动能力提升效果的研究 [J]. 中国体育科技，2019, 55(09): 60-63, 107.

[139] 横滨市运动医学中心. 运动训练基础理论 [M]. 韩诺，译. 北京：人民邮电出版社，2020.

[140] 本森，康诺利. 心率训练：基于心率监测的科学训练 [M]. 高炳宏，译. 北京：人民邮电出版社，2022.

[141] 张艺宏，徐峻华，何本祥，等. 运动机能评定理论与方法 [M]. 北京：科学出版社，2018.

[142] 美国运动医学学会. ACSM 运动测试与运动处方指南：第九版 [M]. 王正珍，译. 北京：北京体育大学出版社，2015.

[143] 中华医学会呼吸病分会慢性阻塞性肺疾病学组，中国医师协会呼吸医师分会慢性阻塞性肺疾病工作委员会. 肺阻塞性肺疾病诊治指南 [J]. 中华结核和呼吸杂志，2021, 44(3): 170-205.

[144] Ginis K A, Hicks A L, Latimer A E, et al. The development of evidence-informed physical activity guidelines for adults with spinal cord injury[J]. Spinal Cord, 2011, 49(11): 1088-1096.

[145] ANUURAD E, SEMRAD A, BERGLUND. Human immunodeﬁ ciency virus and highly active antiretroviral therapy-associated metabolic disorders and risk factors for cardiovascular disease[J]. Metab Syndr Relat Disord, 2009, 7(5): 401-410.

[146] Bull M J. Health supervision for children with down syndrome[J]. Pediatrics. 2011, 128: 393-406.

[147] Busch A J, Webber S C, Richards R S, et al.Resistance exercise training for fibromyalgia[J]. Cochrane Database Syst Rev. 2013, (12).

[148] Chaudhuri K R, Martinez-Martin P, Brown R G, et al. The metric properties of a novel non-motor symptoms scale for Parkinson's disease;results from an international pilot study[J]. Mov Disord, 2007, 22(13): 1901-1911.